CLINIQUE ÉLECTROTHÉRAPIQUE

L'ARTHRITISME

ET SON TRAITEMENT

PAR LES

COURANTS DE HAUTE FRÉQUENCE

ET DE HAUTE TENSION

PAR

le Docteur E. BONNEFOY (de Cannes)

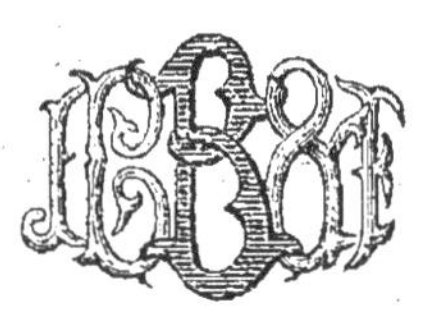

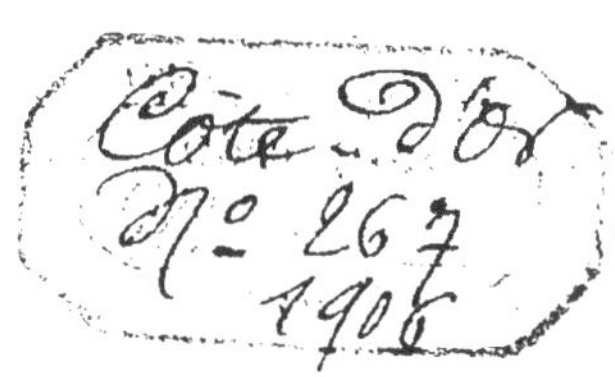

PARIS

LIBRAIRIE J.-B. BAILLIÈRE et FILS

19, RUE HAUTEFEUILLE, 19

1907

L'ARTHRITISME

ET SON TRAITEMENT

DU MÊME AUTEUR

Des applications chirurgicales de l'électricité. — Leçons du Dr Onimus recueillies par E. Bonnefoy (*Progrès médical*, 1874).

Observation d'un cas d'amaurose hystérique (*Mouvement médical*, mai 1874).

Des troubles de la vision dans l'hystérie, 1874.

Traité pratique d'électrothérapie (d'après les travaux et les leçons du Dr Onimus), G. Masson, 1876.

De l'insomnie et de son traitement par l'électricité statique (*Cannes médical*, février 1903).

Quelques observations d'insomnie rebelle traitée et guérie par la franklinisation (*Archives d'électricité médicale*, mai 1903).

Action des courants de haute fréquence dans un cas de lithiase biliaire (Communication faite à la Société française d'électrothérapie, 16 juillet 1903).

Etudes cliniques sur l'action thérapeutique des courants de hauté fréquence et de haute tension dans les maladies par ralentissement de la nutrition (*Annales d'électrobiologie*, novembre 1903).

Etudes cliniques sur l'action thérapeutique des courants de haute fréquence dans les troubles trophiques et vaso-moteurs (*Annales d'électrobiologie*, octobre 1904).

Rapport sur l'état de l'électrothérapie en Angleterre (*Bulletin de la Société française d'électrothérapie*, décembre 1904).

Relation de deux cas de neurasthénie grave, traités et guéris par la franklinisation (*Archives d'électricité médicale*, 10 février 1905).

On the effects of the high frequency currents on arterial tension (*Medical electrology and radiology*, novembre 1905).

Observation d'un cas double de testicule tuberculeux, traité et guéri par les effluves de haute fréquence (*Archives d'électricité médicale*, 10 mai 1906).

DIJON, IMPRIMERIE DARANTIERE.

L'ARTHRITISME

ET SON TRAITEMENT

PAR LES

COURANTS DE HAUTE FRÉQUENCE

ET DE HAUTE TENSION

PAR

le Docteur Ernest BONNEFOY (de Cannes)

MÉDECIN EN CHEF HONORAIRE DE L'HOSPICE NATIONAL DES QUINZE-VINGTS

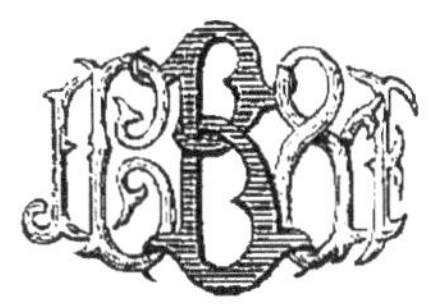

PARIS

LIBRAIRIE J.-B. BAILLIÈRE et FILS

19, RUE HAUTEFEUILLE, 19

—

1907

L'ARTHRITISME
ET SON TRAITEMENT

PAR LES

COURANTS DE HAUTE FRÉQUENCE
ET DE HAUTE TENSION

INTRODUCTION

Ceci n'est pas un ouvrage de science théorique. C'est le fidèle exposé, écrit pour les médecins par un médecin, de faits cliniques observés sur des malades qui nous ont été adressés par nos confrères, et chez la plupart desquels la thérapeutique ordinaire s'était jusque-là montrée impuissante.

C'est sur les conseils d'un certain nombre de ces confrères que nous avons collationné et publié ces observations dont quelques-unes étaient déjà connues d'eux, y ayant, en quelque sorte, collaboré, en nous donnant sur leurs malades les précieux renseignements grâce auxquels nous avons pu établir nos traitements.

A plusieurs reprises ils ont bien voulu nous exprimer toute leur satisfaction du concours qu'ils avaient trouvé dans l'électrothérapie pour la guérison de leurs malades.

Nous n'en avons nullement été surpris, ayant, pendant plus d'un quart de siècle, exercé la profession médicale à Paris, nous n'avons pas oublié les préoccupations que nous donnaient certains malades pour lesquels toute thérapeutique restait inefficace. Et lorsque, par la pensée, nous nous reportons en arrière, lorsque nous songeons à ces disparus auxquels nous ne pouvions souvent faire autre chose que prodiguer de banales consolations, nous comprenons combien grande doit être cette satisfaction.

Nous considérons donc comme un impérieux devoir pour nous de vulgariser de toutes nos forces une méthode thérapeutique appelée à rendre d'aussi signalés services.

Car c'est au modeste rôle de vulgarisateur que nous bornons nos prétentions.

Si en effet, nous avons eu l'honneur de compter parmi les premiers médecins qui se sont intéressés aux choses encore si incertaines de l'électrothérapie, puisque, dès 1873, presque au début de nos études médicales, nous remplissions les fonctions de chef de clinique auprès du docteur Onimus, et avons publié en 1876, sous les auspices de notre maître, un petit ouvrage sur cette matière (1), nous n'avons aucune peine à reconnaître combien la science de l'électrothérapie a marché à grands pas depuis cette époque, grâce aux travaux de maîtres éminents dont nous nous sommes efforcé de suivre la trace.

Parmi eux, nous devons un particulier hommage à M. le P\u0072 d'Arsonval qui, d'abord par l'ingéniosité de ses appareils pour la production des courants de haute fréquence, puis par les célèbres recherches physiologiques auxquelles il s'est livré pour déterminer l'action de ces courants sur l'économie, a ouvert à la thérapeutique de maladies considérées jusque-là comme à peu près incurables, un vaste champ d'application : « J'ai montré, dit-il, que la haute fréquence est un puissant modificateur de l'organisme ; là se borne, pour le moment, mon rôle

(1) Guide pratique d'électrothérapie, rédigé d'après les travaux et les leçons du docteur Onimus, par le docteur E. Bonnefoy (G. Masson, éditeur).

de physiologiste. Aux médecins d'en tirer tout le parti possible. »

Nous avons, à notre tour, répondu à cet appel, et en relatant les faits cliniques que l'on trouvera dans cet ouvrage, nous ne faisons que confirmer les paroles prophétiques prononcées par le professeur Bouchard lorsqu'il présentait à l'Académie des sciences les premiers travaux de M. d'Arsonval : « Les courants de haute fréquence ouvrent une voie entièrement nouvelle à la Thérapeutique. »

CHAPITRE PREMIER

PHYSIOLOGIE DE LA CIRCULATION

Pour bien comprendre l'action physiologique
des courants de haute fréquence sur la circulation du sang, et son action thérapeutique dans
les diverses manifestations de l'arthritisme, il
est indispensable de connaître comment se fait
cette circulation, et quelles sont les forces qui
y président.

Le sang est contenu dans un double système
de canaux, les artères et les veines, qui commu-
niquent entre eux par l'intermédiaire d'un réseau de vaisseaux appelés *capillaires.*

Les capillaires sont les véritables vaisseaux ;
ce sont eux qui accomplissent la grande action
vitale ; ils donnent et ils prennent les éléments
du sang. Le cœur, les artères, les veines ont un
rôle purement mécanique, ils véhiculent le sang
se rendant aux capillaires ou en revenant : les
capillaires ont un rôle primordial, non seule-

ment ils laissent passer, transsuder le liquide nourricier, mais ils prennent aussi certains éléments dont le sang a besoin, et à leur niveau les tissus font leur choix parmi les éléments sanguins.

Comment et en vertu de quelles forces le sang arrive-t-il dans le réseau capillaire ? La principale, sinon l'unique force est celle qui résulte de la contraction du cœur. Sous cette impulsion le sang est lancé dans les artères avec une vitesse primordiale très grande ; mais, à mesure que les artères se ramifient en se rétrécissant, la circulation se ralentit de plus en plus, au point que, d'après certains physiologistes, elle s'arrêterait complètement avant d'atteindre les capillaires si une force nouvelle ne venait s'ajouter à l'impulsion cardiaque.

Onimus et Legros (1) pensent, en effet, que l'impulsion cardiaque n'est pas la seule force qui préside à la circulation du sang dans les petites artères ; celles-ci jouissent aussi d'une contractilité spéciale qu'ils ont comparée et assimilée aux contractions péristaltiques de l'intestin et au moyen de laquelle la circulation se trouve assurée dans les petits vaisseaux. En un mot, l'action impulsive du cœur ne se fait sentir que

____

(1) Onimus et Legros, *Traité d'électricité médicale*, 1872.

sur les artères grosses et moyennes, pour diminuer et cesser même presque complètement
lorsque le sang arrive dans les artérioles ; et
c'est à ce moment qu'interviennent ces mouvements péristaltiques ou vermiculaires, grâce
auxquels la progression du sang se continue à
travers les vaisseaux capillaires.

Ces auteurs ont étayé cette théorie sur de
nombreuses observations, en examinant au microscope le cours du sang dans les petites artères
d'animaux dont ils avaient au préalable lié
l'aorte ou l'artère principale se rendant au
membre en expérience. Ils ont vu la circulation
persister parfois pendant plusieurs minutes,
grâce aux contractions propres des vaisseaux
situés au-dessous de la ligature.

Dans ce cas, le péristaltisme des artères aurait
pour effet de faire pénétrer le sang dans les
plus fins réseaux capillaires.

Une expérience que nous avons faite nous
même, en collaboration avec notre maître,
M. Onimus, dans le service de Charcot, à la Sal-
pêtrière, expérience que nous avons relatée à cette
époque (1) nous a paru confirmer cette opinion.

(1) E. BONNEFOY, Observation d'un cas d'amaurose
hystérique (*Mouvement médical*, mai 1874).

Au moyen d'un ophtalmoscope fixe et après avoir, au préalable, dilaté par une goutte de solution d'atropine la pupille d'une malade du service, nous avons pu constater que, pendant que Onimus électrisait le grand sympathique en faisant passer un courant continu d'un côté à l'autre du cou, au niveau des ganglions cervicaux supérieurs, on voyait, au bout d'un certain moment, les artères de la rétine se gonfler et se rétrécir successivement et lentement comme si elles étaient animées d'un mouvement péristaltique. Charcot, qui assistait à notre expérience, a reconnu lui-même, à plusieurs reprises, l'existence de ces mouvements.

Malgré ces expériences, la théorie du péristaltisme est aujourd'hui abandonnée par la plupart des physiologistes qui se sont rangés à celle de Schiff, ainsi que nous le verrons plus loin.

Comment expliquer ces contradictions ?

C'est que Onimus et Legros, en excitant le grand sympathique et, par conséquent, ses ramifications vaso-motrices, ont pensé, et nous avons pensé comme eux, que la dilatation et le rétrécissement des vaisseaux provoqués par cette excitation, constituaient un phénomène physiologique normal, mais seulement exagéré et rendu plus apparent par l'action du courant continu. Or c'était là une erreur d'interprétation : les mouvements vermiculaires existaient bien en réalité, mais ils n'existaient qu'accidentellement, provoqués par l'excitation, ou traumatique, ou électrique.

Cette théorie du péristaltisme ne répond pas en effet, aux données anatomiques et physiolo-giques exposées depuis par Vulpian, Schiff, Claude Bernard et enfin par Mathias Duval, dans sa magistrale étude des nerfs vaso-moteurs.

Nous nous sommes rallié à la théorie émise par ces auteurs avec d'autant plus de convic-tion qu'elle nous permet d'interpréter avec plus de facilité l'action exercée par les courants de haute fréquence sur la circulation du sang.

« Il n'y a pour le sang, dit Mathias Duval (1), d'autre force impulsive que celle du cœur. Cet organe central lance dans toutes les parties le torrent circulatoire avec la même force ; mais les résistances que ce torrent rencontre dans chaque département vasculaire sont différentes selon l'état des vaisseaux régis par les vaso-moteurs. »

(1) MATHIAS DUVAL, Nerfs vaso-moteurs (in Diction-naire de médecine et de chirurgie de JACCOUD).

On a donné le nom de nerfs *vaso-moteurs* aux branches nerveuses du grand sympathique qui se distribuent dans la tunique musculaire des vaisseaux sanguins. Ce sont ces nerfs qui règlent la circulation du sang, présidant soit à leur dilatation soit à leur contraction, d'où division de ces nerfs en *vaso-dilatateurs* et en *vaso-constricteurs*.

Cet antagonisme entre ces deux sortes de nerfs n'est pas purement théorique, car il a été démontré expérimentalement que si l'on sectionne les filets dilatateurs, les vaisseaux se contractent, et qu'ils se dilatent, au contraire, si l'on sectionne les filets constricteurs.

Les artères sont habituellement dans un état intermédiaire entre la contraction et le relâchement, c'est ce qu'on a désigné sous le nom d'*état tonique*. Mais cette demi-contraction n'est pas fixe : la moindre excitation, soit directe, soit réflexe, vient interrompre cet équilibre, et il en résulte dans la circulation des modifications dues à la plus ou moins grande résistance que les vaisseaux opposent au cours du sang.

Mais ces dilatations ou contractions des vaisseaux ne constituent pas des mouvements péristaltiques réguliers, puisque ceux-ci sont provoqués par toutes sortes d'excitations, telles que la lumière, le froid, le chaud, les traumatismes, etc., et qu'ils ne se manifestent pas si ces excitations viennent à faire défaut.

L'augmentation du tonus vasculaire, en amenant la constriction des vaisseaux, aura donc pour effet de diminuer l'afflux du sang, tandis que leur dilatation l'augmentera ; et suivant que cet afflux sera augmenté ou diminué, la nutrition locale subira soit une exagération, soit un ralentissement, proportionnels à l'intensité et à la durée de ces modifications.

Le système nerveux vaso-moteur n'agit donc sur la nutrition que par l'intermédiaire de la circulation : les vaso-dilatateurs, dits aussi calorifères, exagèrent, par leur entrée en action, les oxydations des principes constituants des tissus ; ils amènent la dénutrition en activant les métamorphoses par lesquelles les éléments anatomiques transforment les matériaux que la nutrition a accumulés en eux.

Les vaso-constricteurs, au contraire, président à la nutrition ; ce sont les nerfs frigorifiques sous l'influence desquels la température s'abaisse, en même temps que les phénomènes d'oxydation se trouvent arrêtés ou ralentis.

Cette influence des nerfs vaso-moteurs sur la chaleur du corps n'est pas seulement due à leur

action sur la nutrition en favorisant, ou en ra-
lentissant les phénomènes cliniques qui produisent, en partie, cette chaleur ; il faut aussi
tenir compte de leur action mécanique sur les
vaisseaux. La température du sang est, en effet,
plus élevée si on la prend sur un point plus rapproché du cœur ; puis, à mesure qu'il s'éloigne
de cet organe, le sang se refroidit et cela d'autant plus rapidement qu'il éprouvera plus de
résistance dans son parcours. Donc les vaso-
constricteurs, en augmentant cette résistance,
contribueront à l'abaissement de la température,
tandis que les vaso-dilatateurs l'élèveront en
permettant au sang de pénétrer plus prompte-
ment et en plus grande quantité dans les vaisseaux.

Ainsi que nous l'avons dit, les causes qui mo-
difient l'état tonique des vaisseaux sont nombreuses, et elles peuvent être d'ordre physique
ou d'ordre psychique.

Parmi les causes physiques, nous citerons
d'abord le froid qui, en paralysant les nerfs
vaso-dilatateurs, augmente, par cela même, l'action des vaso-constricteurs. On voit alors la
peau pâlir ; ses vaisseaux se resserrent et opposent un obstacle énergique à la circulation
cutanée. Les veines ne ramènent donc de la sur-

face du corps qu'une certaine proportion de
sang refroidi. Si cette proportion est faible, le
sang, se mélangeant bientôt avec celui des organes plus profondément situés, n'y détermine,
en raison même de cette faible quantité, qu'un
abaissement de température insignifiant, comparé à celui produit dans les conditions ordi-
naires par le sang qui revient des mêmes vaisseaux cutanés.

Mais si cette proportion de sang refroidi est
plus considérable, et surtout si elle persiste
longtemps, on ne tarde pas à constater, en outre
des désordres cutanés provoqués par l'intensité
et la durée persistante du froid, des désordres
plus ou moins accentués dans les organes internes.

L'action de la chaleur sur la circulation cutanée est tout à fait opposée à celle du froid, puisque, au lieu d'amener la constriction des vaisseaux, elle détermine leur dilatation. Cette dilatation est due à l'irritation directe des nerfs
vaso-dilatateurs et non uniquement à la paralysie des nerfs vaso-constricteurs.

Nous avons dit que des excitations d'ordre
purement psychique peuvent également modifier
l'état tonique des vaisseaux. Les passions, la
frayeur, la colère, une émotion violente déter-

minent non seulement sur la peau de la face, mais même sur toute la surface cutanée, des modifications de cet état. Si l'excitation est de faible intensité, elle provoquera de la rougeur et ce sont alors les vaso-dilatateurs qui entrent en jeu. Mais si l'excitation est plus intense, c'est la pâleur que l'on observera, pâleur due au resserrement des vaisseaux, soit par suite de la paralysie des vaso-dilatateurs, soit par l'excitation des vaso-constricteurs. La tension du sang dans ces vaisseaux se trouve alors considérablement augmentée au point d'en amener parfois la rupture, surtout lorsque leurs parois sont altérées, sclérosées, d'où ces morts subites survenant sous l'influence de fortes émotions.

Les modifications dans l'état tonique des vaisseaux à la suite d'émotions sont généralement de très courte durée ; mais il est des cas toutefois où elles se prolongent pendant un temps assez long pour amener des troubles persistants de la circulation. Nous avons vu une de nos malades conserver pendant plusieurs jours de la pâleur du visage et une sensation générale de froid provoquées par l'émotion due au retour de sa fille qu'elle n'avait pas vue depuis un certain nombre d'années.

Les modifications du tonus vasculaire et les

états divers qui peuvent résulter de sa lutte contre l'impulsion cardiaque doivent donc se traduire par des changements dans la pression et la vitesse du sang, d'abord dans le département vasculaire où a lieu une modification locale vaso-motrice, et ensuite, par une sorte d'écho, dans l'ensemble de l'appareil circulatoire, à condition que le département vasculaire modifié soit assez étendu pour que son état local retentisse sur le reste de l'arbre sanguin (1). Si, au contraire, la constriction des vaisseaux, au lieu d'être passagère et accidentelle, comme dans les cas dont nous venons de parler, devient persistante sous l'influence de causes morbides que nous étudierons plus tard, il surviendra alors cet état pathologique que l'on a désigné sous le nom d'*hypertension artérielle*.

Il est aisé de comprendre, en effet, que, le calibre des artérioles ayant diminué : d'une part la moins grande quantité de sang qui est contenue dans ces vaisseaux, et, d'autre part, la résistance qu'ils opposent à l'action cardiaque, feront que ce même sang restera en grande partie confiné dans les grosses et moyennes artères. L'augmentation de la quantité du sang contenu

(1) Mathias Duval,. *loc. cit.*

dans ces dernières, se traduira par une plus grande dilatation de leurs parois dont il sera facile de mesurer le degré de tension au moyen du sphygmomanomètre.

C'est alors que le cœur, afin de surmonter la résistance plus grande des petits vaisseaux, fera des efforts de contraction d'autant plus considérables que cette résistance sera plus grande ; et ces efforts se traduiront, non seulement par l'augmentation de la tension artérielle, mais aussi par des palpitations et par de l'oppression due aux troubles de la circulation du sang dans les poumons.

Et, à la longue, le cœur lui-même se trouvera augmenté de volume par suite de cet effort constant et soutenu ; ses orifices pourront même se dilater, et les valvules, insuffisantes désormais pour en faire l'occlusion complète, laisseront filtrer à chaque contraction une certaine quantité de sang, ce que l'on constatera par le bruit de souffle plus ou moins accusé qui se produira à leur niveau.

Mais, nous le répétons l'hypertension artérielle ne surviendra que si l'exagération de l'état tonique des vaisseaux, c'est-à-dire leur diminution de calibre, se manifeste d'une façon générale sur toutes les parties du corps, ou au moins sur une étendue considérable.

Si, au contraire, la contraction des vaisseaux est limitée à des parties restreintes du corps, comme dans la gangrène sèche des vieillards, dans la maladie de Raynaud, dans la sclérodactylie, etc., les troubles trophiques locaux ne sauraient avoir un retentissement sur la circulation générale en déterminant l'hypertension artérielle ; et il n'est pas rare alors de constater au contraire chez ces malades de l'hypotension, signe pathognomonique d'un état de débilité générale.

Il est d'autres cas enfin où, malgré la paralysie des vaso-dilatateurs, alors que, par conséquent, les artérioles, étant dans un état de contraction permanente, ne reçoivent qu'une quantité insuffisante de sang, on constate néanmoins de l'hypotension, tandis que, théoriquement, c'est de l'hypertension qui devrait exister. Mais il faut remarquer que si l'hypotension est due à la contraction des artérioles, elle est aussi provoquée par la force d'impulsion du cœur, et si celui-ci, pour une cause ou pour une autre, se trouve déprimé au point de ne donner que des contractions faibles et lentes, la tension artérielle du sang se trouvera diminuée de ce fait, et il surviendra de l'hypotension. « Il semble que, dans certains cas, le cœur, impuissant, malgré tous ses efforts, à assurer la circulation générale, se fatigue de plus en plus, au point de ne plus se contracter que faiblement, et alors à l'hypertension initiale succède une hypotension en rapport avec cet affaiblissement du cœur (1). » Dans ces cas, ce n'est plus de la pâleur des tissus que l'on observe, mais, au contraire, une cyanose plus ou moins prononcée, surtout à la face et aux mains, et due à ce que la circulation générale se trouvant ralentie par suite de l'insuffisance du cœur, la circulation veineuse, elle aussi, participe à ce ralentissement, et l'hématose ne se fait que très imparfaitement, au point que le malade présente l'aspect d'un individu qui serait atteint de persistance du trou de Botal. C'est ce que l'on observe surtout chez certains débilités séniles, ainsi que nous le verrons dans le cours de ce travail.

Etant admis ces notions générales sur la circulation du sang et sur les influences diverses qui peuvent la pervertir, soit d'une façon générale, soit sur des points limités de l'économie,

(1) Dr E. BONNEFOY, Lettre ouverte au président de la *British Electrotherapeutic Society*, sur l'action physiologique et thérapeutique des courants de haute fréquence (*Bulletin officiel de la Société française d'électrothérapie*, janvier 1906).

il est aisé de comprendre que la nutrition totale ou partielle doive en être plus ou moins
affectée. Ce sont, en effet, ces troubles trophiques qui sont, ainsi que nous le verrons plus
loin, l'origine des manifestations de l'arthritisme.

CHAPITRE II

DE L'ARTHRITISME

Le mot *arthritisme* a d'abord été employé pour désigner les inflammations articulaires, aiguës ou chroniques, consécutives à un état diathésique du sang.

Mais on n'a pas tardé à se convaincre que ces affections articulaires n'étaient qu'une manifestation de la diathèse, et que celle-ci se révélait par des états pathologiques les plus divers que le professeur Bouchard a englobés dans le terme général de *Maladies par ralentissement de la nutrition*.

Néanmoins, pour la commodité, le mot *arthritisme* a été conservé, mais en lui donnant une signification beaucoup plus étendue que celle qu'il avait à son origine. Il embrasse toutes les affections qui ont pour origine des troubles trophiques généraux ou locaux, quelles qu'en soient d'ailleurs les causes déterminantes.

Ces causes sont, en effet, très nombreuses, et c'est pour avoir méconnu cette pluralité des origines, c'est pour avoir appliqué un esprit par trop analytique à l'étude d'une maladie aussi diverse dans ses causes que variée dans ses manifestations, que certains auteurs en sont arrivés à des déductions tout à fait systémati-ques, tant au point de vue pathognomonique qu'au point de vue thérapeutique.

Deux théories ont été émises sur l'origine de l'arthritisme : la théorie microbienne et la théo-rie héréditaire. Nous les résumerons en quelques mots d'après les travaux les plus récents dans lesquels chacune d'elles est exposée.

Théorie microbienne. — Cette théorie dont le docteur Théophile Guyot s'est fait l'ardent défenseur (1) prétend que toute manifestation arthritique est d'origine microbienne : elle est causée par la pénétration dans le sang d'un ba-cille : le diplocoque rhumatismal.

Il suit de là que, non seulement le rhuma-tisme articulaire, aigu ou chronique, mais aussi

______

(1) Dr Théophile Guyot, L'arthritis, maladie générale microbienne et transmissible.

toute maladie arthritique, le diabète, l'artério-
sclérose, la plupart des maladies cutanées, etc.,
sont déterminées par la contagion. Et à l'appui
de cette théorie, d'ailleurs fort séduisante, l'auteur cite un certain nombre d'observations soit
personnelles, soit empruntées à divers auteurs,
dans lesquelles la transmission du rhumatisme,
voire même du diabète, paraît incontestable.

Pour lui, cette transmission se fait généralement par la bouche, et il appuie cette opinion
sur ce fait que les manifestations arthritiques
sont quelquefois précédées d'inflammations rhi-
no-pharyngées, d'arthrites alvéolo-dentaires,
dans lesquelles on a constaté parfois, et on constaterait plus souvent encore, dit-il, si on la re-
cherchait, la présence du bacille spécifique.

Mais il est bien des cas où ces accidents buc-
caux se produisent chez les individus ayant depuis longtemps présenté d'autres phénomènes
arthritiques, et constituent, par conséquent, un
nouveau syndrome s'ajoutant aux syndromes
déjà existants. Ce n'est donc plus ici un phénomène précurseur de l'arthritisme, mais bien une
manifestation nouvelle de la diathèse. Pour admettre l'origine contagieuse de l'arthritisme, il
faudrait pouvoir démontrer que l'inoculation du
diplocoque rhumatismal sur un animal sain dé-

termine toujours ou presque toujours son éclosion.

Or, c'est le contraire qui a lieu, car ils sont extrêmement rares les cas où une telle inoculation a été suivie d'accidents arthritiques, et encore ces accidents se sont-ils généralement présentés sous une forme aiguë. Ainsi, dans les expériences de Poynton et Paine, faites sur des lapins, les injections du diplocoque rhumatismal ont déterminé de la polyarthrite, péricardite, myocardite, pleurésie, etc., toutes affections dont l'origine microbienne n'est guère aujourd'hui contestée.

« Mais, reconnaît le Dr Guyot, on n'a pas encore reproduit l'artério-sclérose, le diabète et les autres manifestations viscérales chroniques de la maladie par l'injection des cultures du diplocoque. C'est ce desideratum que seule pourra combler l'expérimentation sur les animaux. » Et il conseille alors de choisir, comme sujet de cette expérimentation, un chien de boucher ou d'appartement, présentant déjà tous les symptômes de l'arthritisme, maladies de la peau, obésité, asthme, rhumatisme, etc., et de maintenir, en outre, ce chien dans un lieu froid et humide, comptant que toutes ces conditions rendront l'inoculation efficace et détermineront, chez le sujet en expérience, les maladies que la simple inoculation du bacille a été impuissante à produire.

Mais il nous semble que, dans ce cas, il y a bien des chances d'obtenir ce résultat même sans le secours de l'inoculation, et qu'il démontrerait plutôt l'origine humorale que microbienne de l'arthritisme.

De ce travail, nous devons toutefois retenir un fait qui nous paraît incontestable, c'est que, dans un certain nombre de cas, l'arthritisme peut être consécutif à la contagion.

Mais il ne suit pas de là que l'on soit fondé à conclure du particulier au général, puisque dans l'immense majorité des cas, l'observation clinique ne permet pas de reconnaître une telle origine.

Théorie héréditaire. — A côté de la théorie microbienne ou plutôt en opposition complète avec elle, nous trouvons la théorie héréditaire dont le Dr Pascault s'est fait le champion non moins convaincu (1).

Il n'est plus ici question de microbes, ni de contagion, on ne devient pas, on naît arthritique.

(1) Dr Pascault, L'arthritisme, maladie de civilisation (*La Revue des Idées*, 15 janvier 1906).

Tout arthritique compte parmi ses ascendants,
à une génération plus ou moins éloignée, un ancêtre qui, à un travail excessif, a joint une
alimentation exagérée, de sorte qu'il est résulté
de ce double surmenage « une exubérance d'activité et de santé qui fut la caractéristique de ce
chef de la famille arthritique. »

Mais si cet ancêtre, ce *préarthritique*, ainsi que
le nomme M. Pascault, ne porte pas lui-même la
peine de ses excès, la génération qui le suit,
moins heureuse, commence à en subir les conséquences, et comme son genre de vie ne diffère
guère de celui mené par le précédent, elle trans-
met, à son tour, à la génération suivante, moins
résistante, le vice arthritique qui, loin d'attendre
l'âge mûr pour se développer, se manifeste dès
les premiers mois qui suivent la naissance.

C'est donc, à la fois, à un excès de travail et
à un excès d'alimentation que l'on devra faire
remonter l'origine de l'arthritisme, d'où le sous-
titre de « maladie de civilisation ».

La manière de vivre s'est, en effet, considérablement modifiée depuis un siècle. Nous tra-
vaillons plus que nos pères, et cette exagération
du travail nous porte à une alimentation plus
excitante. On mange plus de viande et si la
puissance nutritive de cette dernière est de beau-

coup inférieure à celle des végétaux, elle n'en imprime pas moins à nos organes un surmenage général qui ne tarde pas à épuiser leur fonctionnement. Elle y parvient d'autant plus aisément que, à son action, vient s'ajouter celle de ce que M. Pascault appelle les aliments nervins, tels que le thé, le café, l'alcool, etc., dont l'usage tend à se répandre de plus en plus, augmentant ainsi la suractivité des organes, incompatible avec leur fonctionnement régulier et durable.

Pour guérir l'arthritisme, il faut donc en supprimer la cause, c'est-à-dire tout aliment excitant, ou du moins en réduire l'usage au minimum possible. Donc, plus de viande, plus de café, plus de thé, plus de vin ; l'alimentation sera à peu près exclusivement végétale, et on devra la régler de telle façon qu'elle ne puisse pas donner plus de 29 calories par kilogramme et par vingt-quatre heures, soit 1900 calories pour un homme adulte du poids de 65 kilos. Après cinquante ans, ce taux d'alimentation devra diminuer à mesure que l'on avance en âge, tandis qu'il faudra l'augmenter chez l'enfant et chez le jeune homme.

Il faut, en outre, tenir compte du genre de vie que l'on mène, d'où ration d'immobilité pour le sédentaire, ration de travail pour l'homme de vie active.

Donc, pour le docteur Pascault, tout le traitement de l'arthritisme consistera à supprimer les aliments dit excitants, ce qui nous conduit logiquement au végétarisme exclusif.

Et encore, parmi les végétaux, faut-il bien prendre en considération leur valeur nutritive, et les combiner de telle sorte qu'ils soient exactement proportionnés aux dépenses de l'organisme. Pour atteindre ce résultat on devra donc, par des analyses pour ainsi dire quotidiennes, déterminer la nature exacte de ces dépenses, les doser, les peser, de même que l'on devra également doser et peser les aliments destinés à les remplacer.

Les organes de la digestion, l'estomac, l'intestin, sont comme une cornue de laboratoire dans laquelle les réactions se font conformément aux lois de la chimie pure, sans qu'il soit tenu compte de l'état physiologique ou pathologique de ces organes, de leurs facultés d'absorption et d'élimination, ainsi que des influences physiques ou morales qui peuvent les modifier plus ou moins profondément.

Voilà donc deux auteurs qui, dans leur étude des maladies arthritiques, ont été amenés à des conclusions tout à fait différentes, tant au point de vue pathognomonique que thérapeutique, et quand on a suivi attentivement leur raisonnement, on est bien obligé d'admettre que l'un et l'autre sont parfaitement logiques.

Ils le sont en effet, mais seulement dans les limites qu'ils se sont eux-mêmes imposées par leur méthode analytique.

Oui, dans certains cas, les maladies arthritiques peuvent avoir une origine infectieuse, peuvent être dues à la contagion par l'intermédiaire d'un microbe spécial, et il est alors parfaitement indiqué de rechercher les moyens d'éviter l'introduction de ce microbe, et de le détruire lorsque l'infection est reconnue.

Oui aussi dans d'autres cas, c'est dans les antécédents héréditaires, en même temps que dans le genre d'alimentation du malade, que l'on trouvera cette origine, et on en combattra les effets par une diététique appropriée.

Mais, nous le répétons, le nombre de ces cas est limité, et vouloir appliquer au traitement de l'arthritisme exclusivement l'une ou l'autre de ces méthodes thérapeutiques serait s'exposer à de nombreux et pénibles déboires.

Combien plus naturelle et plus scientifique à la fois nous paraît la méthode synthétique adoptée par les auteurs classiques et en particulier par le professeur Bouchard dans son *Traité des maladies par ralentissement de la nutrition.*

Ces maladies prennent leur origine dans une altération des cellules dont le fonctionnement constitue la vie.

« La nutrition, dit cet auteur, est la vie avec son double mouvement d'assimilation et de désassimilation, de création et de destruction. » Ce travail a pour siège la cellule.

La cellule est un élément anatomique vivant, en perpétuel état de transformation, recevant les molécules destinées à la nutrition, éliminant celles qui, ayant déjà contribué à ce résultat, ne peuvent plus lui être d'aucune utilité et dont la présence serait un obstacle à sa fonction. D'où il résulte, pour la cellule, l'obligation de se réparer d'une manière incessante. C'est ce qu'elle fait au moyen des processus chimiques qui s'effectuent dans son milieu aux dépens des aliments.

Ce travail incessant est provoqué par ce qu'on a appelé les *forces de tension.*

« Il existe, dit Legendre, dans les éléments anatomiques vivants, des forces de tension qui, en maintenant dans un équilibre perpétuellement instable des états chimiques et électriques con-

traires, en créant des résistances et des attrac-
tions, assurent le mouvement de translation de
la matière, les associations et les désassociations
des molécules. »

Ces forces de tension ont leur origine, non
seulement dans les actes physiques et chimiques
qui constituent les mutations nutritives, mais
elles sont dues aussi à l'action des agents exté-
rieurs, tels que la lumière, la chaleur, l'électricité, etc.

Il résulte de là que les mutations nutritives
présentent constamment des variations dans
l'intensité et la rapidité des échanges, de telle
sorte que l'équilibre entre l'assimilation et la
désassimilation n'est jamais absolument parfait
pendant une période donnée.

C'est ce que l'on a appelé les *variations nor-
males* de la nutrition.

Mais lorsque ces variations sont plus accusées,
lorsque l'équilibre est rompu pendant une durée
plus prolongée, il survient alors des troubles de
la nutrition qui ne tardent pas à constituer des
état anormaux et pathologiques soit que l'assimilation l'emporte sur la désassimilation (hypertrophie), soit que cette dernière prédomine
(atrophie).

Il existe donc dans l'ensemble de la nutrition

une moyenne, un *taux nutritif*, ainsi que Legendre l'a dénommé, qui peut varier d'un individu à l'autre et même chez le même individu, sans pour cela, porter atteinte à son état de santé, mais seulement dans certaines limites au delà desquelles survient un déséquilibre fonctionnel qui, tôt ou tard, dans le cours de la vie, aboutit presque fatalement à faire éclore certaines maladies spéciales dues au ralentissement de la nutrition et caractéristiques des deux diathèses : l'*arthritisme* et la *scrofule*.

L'un et l'autre sont donc dus à des modifications dans les fonctions de la cellule, modifications qui proviennent soit d'une alimentation défectueuse par excès (arthritisme), soit d'une alimentation vicieuse consistant dans l'assimilation d'un trop grand nombre d'éléments ternaires et d'une quantité insuffisante d'éléments azotés (scrofule).

Il ne faut donc pas donner au mot *nutrition* le sens qu'on lui attribue vulgairement, c'est-à-dire l'ingestion des aliments et leur digestion. Cette fonction se compose de quatre actes successifs :

1° Apport des matériaux nutritifs à la cellule ;

2° Assimilation des matériaux ;

3° Leur désassimilation et la formation des déchets de la nutrition ;

4° L'expulsion de ces déchets par les organes excréteurs.

Ces actes sont solidaires les uns des autres, et pour que la nutrition soit régulière, il faut que chacun d'eux s'accomplisse régulièrement.

Mais il peut arriver que l'un ou l'autre de ces actes successifs soit troublé isolément, soit par excès soit par défaut, par augmentation ou par diminution, voire même par perversion.

L'équilibre entre chacune de ces fonctions est alors rompu, et il en résulte des troubles trophiques, généraux ou locaux, qui se manifesteront, dans un délai plus ou moins rapproché, par des altérations de la santé.

L'équilibre ne sera donc maintenu que si, d'une part, le sang renferme bien dans sa composition, mais sans exagération, tous ces principes nutritifs qu'il doit déposer sur son parcours, mais à l'exclusion de tout principe nocible ; et si, d'autre part, sa circulation se fait sans entraves.

C'est, en effet, grâce à cette circulation que les sucs nutritifs arrivent en contact avec les cellules, les pénètrent, leur fournissent les éléments de vie, alors que les déchets qui tendraient à les encombrer sont entraînés par le torrent circulatoire veineux jusqu'aux organes d'élimination.

Donc toute cause qui produira des altérations dans la composition du sang ou des troubles dans sa circulation, déterminera des perversions de la nutrition, et bientôt ne tarderont pas à apparaître les phénomènes arthritiques qui en sont la conséquence.

CHAPITRE III

CAUSES DE L'ARTHRITISME

Les causes de l'arthritisme peuvent donc se diviser en trois grandes classes :

1° Celles qui sont d'origine infectieuse (contagion).

2° Celles qui sont dues à une altération du sang (causes humorales) ;

3° Celles qui sont consécutives à des troubles vaso-moteurs (causes nerveuses).

Causes infectieuses. Nous avons exposé précédemment la théorie microbienne soutenue par le D^r Th. Guyot : un bacille spécifique, le diplocoque rhumatismal, est l'agent provocateur de l'arthritisme. Il pénètre soit par contact direct de malade à homme sain, soit par contagion indirecte par l'intermédiaire d'objets ayant servi à l'usage des malades et infectés par eux.

Les cas de contagion du rhumatisme articulaire aigu ne sont certes pas rares et il n'est pas de médecin quelque peu expérimenté qui n'en ait observé un ou plusieurs exemples dans le cours de sa pratique. Certains auteurs ont même cité des épidémies de rhumatisme articulaire aigu que l'on ne saurait expliquer que par la contagion. Aussi est-on généralement d'accord sur l'origine microbienne de cette maladie.

On a même remarqué que, toujours ou presque toujours, l'éclosion du rhumatisme articulaire aigu a été précédée d'une inflammation de la gorge et des amygdales, ce qui permet de conclure que c'est la bouche qui est la porte d'entrée ordinaire de la maladie.

Mais il s'agit ici d'une maladie générale aiguë, n'ayant d'autre rapport avec l'arthritisme que la localisation dans les articulations, de sorte que le plus grand nombre des auteurs se refusent à la considérer comme une véritable manifestation de la diathèse.

Il n'en est pas de même de certaines observations de rhumatisme goutteux et même de diabète, dans lesquelles l'origine contagieuse paraît hors de doute.

Mais, nous le répétons, ces cas sont fort rares et il est excessif de se baser sur eux pour conclure à l'origine toujours contagieuse de l'arthritisme.

Comment, cependant, expliquer ces faits pour si exceptionnels qu'ils puissent être ?

D'après M. Legendre, « les microorganismes qui ont pénétré dans les vaisseaux y laissent des traces de leur passage, surtout au niveau des vaisseaux de petit volume où la circulation est ralentie, où le contact du microbe et de la paroi vasculaire est longtemps prolongé » (1). Dans cette hypothèse, la tunique interne des artérioles et des capillaires serait le siège d'une inflammation qui en augmenterait l'épaisseur, d'où diminution du calibre de ces vaisseaux.

Peut-être aussi peut-on admettre que cette inflammation n'existe pas, mais que le diplocoque, après avoir pénétré dans le sang où il se multiplie, et avoir été entraîné par le courant dans les artérioles, provoque, par son excitation des vaso-constricteurs, une augmentation du tonus vasculaire et par conséquent aussi, un rétrécissement de leur calibre ?

Quoi qu'il en soit, dans une hypothèse comme dans l'autre, il y a une plus grande résistance à la circulation générale, d'où ralentissement de la nutrition.

---

(1) LEGENDRE, in Traité de médecine, de CHARCOT, BOUCHARD et BRISSAUD.

Causes humorales. — Dans cette catégorie nous comprendrons toutes les causes de l'arthritisme qui sont dues à une altération dans la constitution physiologique du sang par suite d'une exagération de l'alimentation, que cette altération soit héréditaire ou acquise. Nous avons vu précédemment que, pour M. Pascault et pour un certain nombre de cliniciens, l'arthritisme n'a pas d'autre origine. La suralimentation détermine une suractivité dans les fonctions organiques ; mais au bout d'un certain temps, à cette suractivité succède une lassitude plus ou moins accusée, de telle sorte qu'il y a rupture dans l'équilibre des échanges cellulaires. Il est bien évident que, dans ce cas, lors même que le calibre des petites ramifications artérielles et des capillaires conserverait son diamètre normal, ces vaisseaux seront dans l'impossibilité de donner passage au trop grand afflux de sang, de même que le travail cellulaire ne suffira pas à l'assimilation de tous les principes nutritifs qui leur sont apportés.

Il en sera de même des organes qui, comme le foie et le pancréas, ont pour mission de transformer les aliments afin de les rendre assimilables. Leur activité fonctionnelle répondra d'abord pendant un certain temps aux exigences d'un tel surmenage, mais bientôt viendra le moment où, épuisés par un effort trop prolongé, ils seront impuissants à remplir le rôle qui leur a été assigné par la nature. Alors surviendra la pléthore de ces organes, avec les troubles circulatoires qui en sont la conséquence, donnant naissance non seulement aux maladies qui leur sont propres, telles que la lithiase biliaire, le diabète, etc., mais aussi aux manifestations générales de l'arthritisme.

C'est bien ainsi, en effet, que l'on devient arthritique, mais cela n'explique pas la transmission de la diathèse par hérédité.

On invoque, il est vrai, à l'appui de cette opinion, une certaine tare humorale qui se transmettrait d'une génération à l'autre ; mais, outre que l'examen clinique ou bactériologique n'a pas permis de déceler un état particulier dans la constitution physiologique du sang, cette hypothèse ne saurait expliquer pourquoi les manifestations diathésiques se présenteraient sous des formes souvent fort différentes, un goutteux engendrant un eczémateux, celui-ci un lithiasique, un diabétique, etc.

Et puis, est-on autorisé à dire que tout arthritique donnera fatalement naissance à un autre arthritique ?

Une telle affirmation serait absolument contraire à la réalité des faits observés, car il n'est
certes pas rare de rencontrer des gens issus de
parents arthritiques qui n'ont eux-mêmes présenté, à aucune époque de leur vie, la moindre
manifestation de cette affection.

Mais si un descendant d'arthritique n'est pas
fatalement arthritique lui-même, combien de
fois ne voit-on pas, par contre, des personnes
le devenir alors qu'il n'existe aucun signe de
cette diathèse chez leurs ascendants, même en
remontant à plusieurs générations ? Que ces cas
soient plus rares, nous l'admettons très volon-
tiers, mais ils sont toutefois assez nombreux
pour que l'on ne puisse admettre *a priori* que
l'arthritisme est nécessairement héréditaire ; et
même dans ces derniers cas, il resterait le plus
souvent à l'état latent, si une cause ou une autre ne venait en provoquer l'éclosion.

La suralimentation, l'alcoolisme, une vie trop
sédentaire sont généralement les causes déterminantes de cette éclosion, mais elles ne sont
pas les seules, car bon nombre d'arthritiques le
deviennent sans que ces causes puissent être in-
voquées.

Il faudra donc, dans ces cas, chercher la cause
de la maladie dans d'autres influences, telles que

l'action du froid, un séjour plus ou moins prolongé dans un air humide et vicié; d'autres fois
c'est aux peines morales, aux émotions violentes,
à un travail intellectuel excessif, qu'il faudra
les attribuer.

Ceci nous amène à la troisième catégorie des
causes que nous avons énumérées : les causes
nerveuses.

Causes nerveuses. — Si donc nous faisons
abstraction des cas dans lesquels une alimentation excessive n'est pas compensée par une
élimination proportionnelle, nous serons bien
obligés d'attribuer l'origine de l'arthritisme à
un état névropathique trophique et vaso-moteur.

L'équilibre entre les échanges se trouve ici
rompu, non plus par suite d'un apport trop considérable de matériaux, c'est-à-dire par un excès d'assimilation, mais, au contraire, par leur
défaut de désassimilation, par le défaut aussi
d'expulsion des déchets par les organes d'élimination.

Nous avons déjà énuméré un certain nombre
de ces causes dans la partie de ce travail traitant de la physiologie de la circulation.

Les unes sont d'ordre physique, telles que
l'action du froid, l'habitation dans un lieu humide et mal aéré, les professions qui exigent un

séjour prolongé dans l'eau, telles que celle de pêcheur, de puisatier, etc.

Les autres sont d'ordre psychique, et l'on sait qu'un accès de colère, une émotion violente, pourront être suivis d'une crise de goutte chez un goutteux, d'une poussée d'eczéma chez un eczémateux, d'une émission plus considérable de sucre chez un diabétique.

Enfin certains agents médicamenteux ou toxiques sont capables de ralentir la désassimilation par leur action stupéfiante sur les nerfs vaso-dilatateurs. Nous citerons plus spécialement l'alcool et surtout le tabac.

L'action néfaste du tabac sur la circulation est manifeste, et il y a bien peu de fumeurs qui n'en aient ressenti plus ou moins les inconvénients. Tantôt c'est de la céphalée, du vertige, de l'agoraphobie ; d'autres fois, des nausées, des palpitations, de l'hypertension artérielle ; quelquefois même de véritables crises d'angine de poitrine avec ralentissement, suspension même momentanée des mouvements du cœur.

Ces phénomènes s'accompagnent de pâleur du visage, de sueurs profuses sur tout le corps, de refroidissement des extrémités, symptômes incontestables d'une circulation périphérique très retardée.

Donc, tout agent qui aura pour effet de favoriser la circulation dans les petits vaisseaux et dans les capillaires en excitant les nerfs vasodilatateurs ; de même que tout agent qui, en ranimant la cellule, donnera à celle-ci la force nécessaire pour éliminer les déchets de la nutrition, et pour provoquer, par conséquent, ses fonctions désassimilatrices, devra être considéré comme le véritable remède de l'arthritisme.

Nous verrons bientôt, par l'étude physiologique et thérapeutique des courants de haute fréquence, que cette modalité électrique remplit cette double condition.

CHAPITRE IV

COURANTS DE HAUTE FRÉQUENCE ET DE HAUTE TENSION

On sait en quoi consistent les courants de haute fréquence et de haute tension.

Découverts par Hertz, ils sont obtenus au moyen d'un courant provenant du secondaire d'une bobine de Ruhmkorf et relié à un circuit comprenant un condensateur et une self induction peu résistante.

Lorsque le condensateur se trouve élevé à un haut potentiel par le courant de la bobine, il se décharge alternativement entre deux armatures au moyen d'un faisceau d'étincelles qui constituent la fermeture du circuit. De cette disposition il résulte des oscillations isochrones extrêmement rapides, d'où les noms de haute fréquence et de haute tension appliqués à ces courants.

M. le Pr d'Arsonval s'est appliqué à déterminer l'action physiologique à toutes les fréquences
de ces courants oscillatoires et il a reconnu que
chacune de ces ondes détermine sur les muscles
une secousse, et que le nombre de ces secousses
est proportionnel au nombre des ondes, de telle
sorte que, en multipliant ces dernières, on provoque des contractions musculaires tellement
nombreuses, que, par leur fusion, elles amènent
une contraction permanente, un état tétanique
des muscles. Ces muscles, arrivés à l'état de téta-
nisation, reçoivent une excitation de plus en plus
intense, mais seulement jusqu'à une fréquence
variant de trois à cinq mille oscillations par
seconde, au delà de laquelle on voit, au contraire,
les mêmes phénomènes d'excitation diminuer
et disparaître si on augmente encore le nombre
des fréquences, de sorte que, au delà de dix
mille interruptions à la seconde, le muscle
n'est plus le siège d'aucune excitation, malgré
le haut potentiel du courant.

Et cependant l'intensité de ce courant est telle
que si l'on place une série de lampes électriques
entre deux personnes reliées aux deux extrémités
du solénoïde, ces lampes électriques sont portées
à l'incandescence sans que les personnes traver-
sées par lui ressentent d'autre impression qu'une

légère sensation de chaleur aux points de contact avec le solénoïde. « Il résulte de ce phénomène surprenant, dit M. d'Arsonval, que, avec des oscillations suffisamment rapides, on peut faire passer à travers l'organisme des courants qui ne sont nullement perçus, alors qu'ils seraient foudroyants si on abaissait la fréquence. »

Malgré cette absence de réaction, les courants de haute fréquence n'en ont pas moins une action extrêmement importante. Au lieu de s'écouler à la surface des corps, comme cela a lieu pour les conducteurs métalliques, ils pénètrent dans l'organisme, ils atteignent les tissus les plus profondément situés, soit directement, soit en y déterminant des courants induits, ils vont influencer les centres nerveux, mais avec une innocuité absolue, alors que ces courants détruiraient complètement l'organisme à une fréquence plus basse.

On a cherché à expliquer ce phénomène et plusieurs théories ont été émises à ce sujet. Celle qui a paru la plus plausible, et qui est la plus généralement admise, est celle proposée par M. d'Arsonval lui-même.

Il a comparé les ondes de la haute fréquence à celles du son et à celles de la lumière.

On sait, en effet, que l'oreille ne perçoit les

ondes sonores que pour certaines périodes vibratoires, en deçà et au delà desquelles les sons n'existent plus.

Il en est de même pour l'œil qui n'est sensible qu'aux couleurs du spectre solaire, et qui ne perçoit ni les rayons ultra rouges ni les rayons ultra violets.

Notre système nerveux sensitif et moteur ne présente donc pas d'excitation par les vibrations des courants de haute fréquence ; mais ces courants n'en pénètrent pas moins profondément dans les tissus.

Là ils ont une double action, action sur la cellule, action sur la circulation.

MM. d'Arsonval et Charrin ont démontré, par des expériences, que, si l'on examine les produits de la combustion respiratoire, on reconnaît que ces courants augmentent l'intensité des combustions organiques, en favorisant l'absorption de l'oxygène et l'élimination de l'acide carbonique. L'examen des urines a permis de constater également une augmentation notable du chiffre de l'urée.

M. Denoyés (1) a corroboré ces recherches et des nombreuses analyses qu'il a faites, il a

____

(1) DENOYÉS, Les Courants de haute fréquence, 1902.

conclu que pendant la période du traitement, il y a eu augmentation de volume de l'urine, de l'azote total, du rapport azoturique, des phosphates, des sulfates et des chlorures éliminés en 24 heures, ainsi qu'augmentation notable de la toxicité urinaire.

Il y a donc là une suractivité dans les fonctions éliminatrices, et cette suractivité ne peut avoir lieu que par le fait d'une excitation plus grande de la vitalité cellulaire.

Il n'est donc pas juste de prétendre, et cette objection nous a été faite par un de nos plus éminents confrères, que les courants de haute fréquence amènent la déminéralisation du sang et que leur application constitue ainsi un grand danger pour les malades déprimés en diminuant leur force de résistance. Cette déminéralisation ne se fait pas, en effet, aux dépens du sang qui ne sert ici que de véhicule ; elle provient des cellules, qui se débarrassent ainsi des déchets qui tendent à les détruire, et dont l'élimination leur permet de reprendre leur activité vitale en favorisant leurs fonctions assimilatrices.

Quant à l'action des courants de haute fréquence, sur le système nerveux vaso-moteur, elle avait déjà été démontrée par les recherches physiologiques de d'Arsonval. Si l'on place un manomètre de mercure dans la carotide d'un chien on voit la pression artérielle tomber de plusieurs centimètres, sous l'influence de ce genre d'électrisation. On peut constater le même phénomène chez l'homme bien portant, au moyen du sphygmomanomètre. Il y a donc inhibition manifeste du système nerveux vaso-moteur en dehors de toute sensation consciente, ce qui prouve que les courants de haute fréquence pénètrent profondément dans l'organisme.

Du reste, les phénomènes subjectifs qui en résultent démontrent surabondamment l'action de ces courants sur la circulation périphérique.

Lorsque l'on suit le traitement par les courants de haute fréquence sur le lit condensateur, on éprouve généralement, dès la première séance, une légère sensation de fourmillement et de chaleur sur les mains qui reçoivent le courant.

Si l'on continue les séances quotidiennement, cette sensation se manifeste successivement aux avant-bras, puis aux bras, aux épaules, au tronc, aux genoux et enfin aux pieds. Si on suspend le traitement avant que la sensation de chaleur ait été ressentie par tout le corps, et si on le reprend au bout de quelque temps, il faut faire un certain nombre de séances pour la ramener. Il n'en est pas de même lorsque le traitement a été continué jusqu'au bout, c'est-à-dire lorsque la circulation générale a été amenée jusqu'aux extrémités. Si, à ce moment-là, on suspend le traitement, et surtout si on le suspend progressivement, en espaçant de plus en plus les séances, non seulement la circulation se maintient plus active, mais encore, si l'on recommence le traitement après un laps de temps considérable, un ou deux ans, peut-être même plus, souvent dès la première séance, en tous cas dès les deux ou trois premières, on ressent cette même sensation de chaleur, alors qu'au début, il avait fallu un nombre considérable de séances pour la déterminer.

C'est donc bien là l'indice, non seulement de l'action spéciale des courants de haute fréquence sur le système vaso-moteur, mais aussi de la persistance de cette action.

CHAPITRE V

ACTION THÉRAPEUTIQUE

———

De ce que nous avons dit au sujet des troubles
trophiques qui déterminent l'arthritisme, et de
l'action physiologique des courants de haute fréquence sur la cellule et sur les nerfs vaso-moteurs, on peut déjà conclure, au moins théoriquement, à l'application de ces courants dans
un grand nombre de troubles fonctionnels provoqués par un ralentissement ou une perversion
de la nutrition.

Les premiers essais ont été faits par Apostoli et Laquerrière (1), qui ont cité plusieurs
observations de malades impotents dont l'état
avait été amélioré par des séances de lit condensateur de dix minutes de durée, deux ou trois
fois par semaine. Cependant cette action théra-

(1) APOSTOLI et LAQUERRIÈRE, *Annales d'Electrobiologie*,
janvier-février 1900.

peutique des courants de haute fréquence a été,
sinon absolument niée, du moins fortement
contestée par d'autres médecins-électriciens. Il
est bien vrai, disent-ils en substance, que les
expériences physiologiques auxquelles on s'est
livré sur ces courants ont amené des résultats
tels que leur application dans les maladies
dues au ralentissement de la nutrition serait
suivie de succès, et cependant les faits cliniques
jusqu'ici observés n'ont pas répondu à ces espé-
rances.

« Les courants de haute fréquence, dit Larat (1),
ne sont point sans rendre service dans certaines maladies cutanées, certaines névropathies,
dans l'arthritisme ; ils agissent aussi exception-
nellement dans le diabète. C'est, jusqu'à présent,
tout ce que l'on a pu en tirer médicalement. Ils
viennent donc prendre place à côté des moyens
plus connus anciennement, mais sans prétendre
à aucune prépondérance. »

Il y a deux causes qui permettent d'expliquer
les résultats si différents obtenus par des prati-
ciens également honorables et animés d'un
même esprit de recherche. La première, qui
n'est peut-être pas la plus importante, est la

(1) J. LARAT, Traité d'électricité médicale, 1901.

différence dans la puissance des appareils employés.

Les uns produisent les courants de haute fréquence au moyen de bobines faibles, ne donnant qu'une étincelle de 15 à 20 centimètres de longueur ; d'autres n'emploient pas le courant de la bobine : ils se servent du courant statique qu'ils amènent directement à l'éclateur : dans le premier cas, le potentiel est trop faible ; dans le second, ce même potentiel présentera des variations très considérables d'un jour à l'autre en raison de l'état hygrométrique de l'air.

Il est évident que, dans ces conditions, les effets produits doivent être inconstants.

Nombre et durée. — La seconde cause consiste dans le nombre et dans la durée des séances.

Ce n'est pas, en effet, sans une certaine appréhension que, dans le début, on a appliqué sur des malades cette force mystérieuse qui, tout en ne provoquant aucune sensation de douleur, aucune excitabilité musculaire, n'en avait pas moins une action si profonde sur l'économie.

On redoutait d'autant plus cette action que l'on pensait que le cœur et les grosses artères recevaient une excitation semblable à celle que l'on constatait sur les petits vaisseaux. Aussi

n'osait-on se servir des courants de haute fréquence qu'avec la plus grande circonspection
par des séances courtes et espacées : une, deux,
rarement trois par semaine ; et encore, avait-on
garde de les appliquer toutes les fois que l'on
constatait un état pathologique du cœur ou des
vaisseaux.

Mais peu à peu on s'est familiarisé avec ce
mode de traitement, et nous avons pu nous
rendre compte que ces courants, loin d'exciter
le cœur, ont, au contraire, sur lui, une action
sédative très manifeste. En agissant directement
sur les vaso-moteurs, ils favorisent la circulation périphérique, venant ainsi en aide au cœur
lui-même, en ajoutant leur action à celle souvent
insuffisante de cet organe.

Chez les malades atteints de tachycardie, de
palpitations, nous avons vu l'application de
ces courants diminuer le nombre des pulsations
en même temps que régulariser les battements
du cœur.

Mais, pour cela, il ne faut pas se contenter de
séances éloignées, il faut, au contraire, les renou-
veler tous les jours, surtout au début des traitements, si l'on ne veut pas s'exposer à perdre une
partie des bénéfices de ces séances, et cela, jusqu'à ce que le malade éprouve une sensation de

chaleur non seulement aux mains et sur le tronc, mais aussi aux genoux et aux pieds.

C'est à ce critérium que l'on reconnaît que les nerfs vaso-moteurs ont bien recouvré toute leur activité, que le sang pénètre bien et en quantité suffisante, dans tous les capillaires.

Dès lors, l'on peut espacer les séances progressivement, d'abord d'un jour, puis de deux, trois, et ainsi de suite, tant que l'on constate que la sensation générale de chaleur se manifeste bien pendant le cours de la séance.

Au bout de combien de temps ce résultat est-il obtenu ? C'est très variable suivant les individus. Quelquefois, ainsi que nous l'avons dit plus haut, il suffit de quelques séances pour l'atteindre ; dans d'autres cas, il en faut un très grand nombre ; mais nous n'avons pas vu de malades chez qui il n'ait pu être atteint, lorsqu'ils ont consenti à poursuivre le traitement aussi longtemps qu'il a été nécessaire.

Nous nous sommes appliqué à rechercher quelle doit être la durée habituelle des séances, et nous avons reconnu qu'il faut la limiter généralement à dix à douze minutes, très rarement quatorze ou quinze, chez des personnes très obèses, Nous avons constaté, en effet, sur nous-même et sur d'autres malades, que, en prolongeant la durée des séances, non seulement on n'obtenait pas un résultat plus appréciable, mais que l'on provoquait une sorte d'énervement, d'agitation, qui allait parfois jusqu'à occasionner l'insomnie, sans pour cela amener un plus grand abaissement de la tension artérielle.

Et si le lendemain on fait une nouvelle séance, on remarque qu'elle a moins d'influence sur la tension artérielle, et que la circulation périphérique n'en est pas sensiblement augmentée. Il semble qu'il survient alors une sorte de sidération du système vaso-moteur qui ne réagit plus ou presque plus à l'excitation des courants.

Mais il n'en est pas de même si, au lieu d'une séance prolongée, on en fait deux par jour, mais de courte durée. Toutes les fois que nous avons reconnu que, au bout d'un certain nombre de séances quotidiennes, quinze à vingt ordinairement, nous n'arrivions pas à déterminer un abaissement notable de la tension artérielle en même temps que la sensation de chaleur, nous avons fait deux applications par jour, espacées au moins de cinq ou six heures, et nous avons pu, en quelques jours, obtenir le résultat cherché. Nous revenons alors aux séances quotidiennes, que nous ne tardons pas à espacer ensuite rapidement, le résultat restant acquis. De sorte que nous avons pu nous convaincre que, en somme, dans ces cas-là, la durée du traitement n'était pas sensiblement plus longue que lorsque la réaction était obtenue dès les premières applications.

On s'est demandé si les séances trop souvent répétées ne pouvaient pas avoir des inconvénients plus ou moins graves, ne constituaient pas un danger pour les sujets en traitement.

A cela nous pouvons répondre par l'expérience que nous en avons faite sur nous-même. Pendant le cours d'une saison de six mois, nous avons fait 150 séances, c'est-à-dire des séances presque quotidiennes ; nous en avons fait 130 la saison suivante, 80 la saison d'après, et nous en faisons encore aujourd'hui sans compter ; jamais nous n'avons remarqué le moindre symptôme inquiétant.

Tout ce que nous constatons, c'est une douce sensation de chaleur qui se répand sur tout le corps dès les premières minutes de la séance et qui se continue pendant le restant de la journée. Nous constatons aussi, non sans un certain plaisir, que depuis que nous nous sommes livré à ces expériences, nous n'avons plus ressenti aucune de ces crises de goutte qui venaient parfois nous tourmenter et dont l'une, fort douloureuse, nous a obligé, il y a six ans, à garder le lit pendant une quinzaine de jours.

Ce résultat nous a autorisé à agir de même chez un certain nombre de goutteux invétérés, ainsi qu'on le verra dans les observations relatées dans cet ouvrage, et jamais nous n'avons eu à regretter une telle pratique.

Nous ajouterons que, dans une circonstance spéciale, nous avons eu à nous louer personnellement de l'action bienfaisante du lit condensateur.

Rentré fort tard dans la nuit par un temps froid, nous fûmes saisi de frissons, céphalée, dyspnée, douleurs thoraciques, insomnie, fièvre (température axillaire 39° 3) ; en un mot, tous les symptômes de la congestion pulmonaire au début. Passablement inquiet de cet état, nous eûmes l'heureuse inspiration de nous rendre dans notre cabinet pour nous appliquer les courants de haute fréquence sur le lit condensateur. Au bout de 10 ou 12 minutes les frissons disparurent, nous sentîmes la chaleur nous revenir et nous nous remîmes au lit où nous ne tardâmes pas à nous endormir. Après quelques heures de sommeil, tous les malaises de la nuit avaient complètement disparu, la température n'était plus que de 36°,7.

Intensité. — Il est un autre élément dont il est nécessaire de tenir compte ; c'est *l'intensité* du courant.

Généralement nous appliquons un courant de 400 milliampères pour les malades d'une corpulence moyenne ; nous portons cette intensité à 500 ou 600 milliampères pour les personnes obèses ; nous pensons qu'il est au moins inutile, peut-être même nuisible, d'employer une intensité plus grande.

Nous avons quelquefois rencontré, quoique rarement, des malades pour lesquels un courant de 400 milliampères était trop fort et déterminait des phénomènes d'excitation, qui ne se manifestaient pas, lorsque nous n'appliquions qu'un courant de 200 à 300 milliampères. C'étaient presque toujours des personnes maigres, facilement excitables, de ces tempéraments que l'on a désignés sous le nom de neuro-arthritiques.

Pour ceux-là, l'accoutumance ne s'acquiert pas, et toutes les fois qu'après un certain nombre de séances, nous avons voulu tenter d'augmenter l'intensité du courant, pensant qu'il serait plus aisément toléré, nous avons déterminé des phénomènes d'excitation qui nous ont ramené à la dose primitive.

Et que l'on ne suppose pas qu'il s'agit ici plutôt d'une action suggestive, le malade sachant que la dose qui lui a été donnée était plus considérable ; car nous avons souvent élevé cette dose à son insu, et les mêmes phénomènes d'excitation se manifestaient.

Il est donc de la plus haute importance, surtout au début d'un traitement par les courants de haute fréquence, que le médecin-électricien surveille son malade avec le plus grand soin. Il doit, au moindre indice, mesurer la tension artérielle, s'informer de sa manière d'être, s'il ne se sent pas énervé, si le sommeil est bon ; ce n'est qu'à cette condition qu'il arrivera au résultat voulu, sans déterminer ces phénomènes d'excitation qui, pour si anodins qu'ils puissent être, n'en inquiètent pas moins le malade au point, quelquefois, de le faire renoncer au traitement.

Il existe deux moyens d'appliquer d'une façon générale les courants de haute fréquence : par *condensation* et par *auto-conduction*.

Dans le premier cas le malade est étendu sur une chaise longue recouverte d'une couchette de crin, et au-dessous de laquelle se trouve une longue plaque en tôle d'égale dimension. Le malade est relié au moyen de deux poignées à l'un des pôles du petit solénoïde tandis que l'autre pôle se rend à la plaque de tôle. Le malade et la plaque de tôle constituent donc chacun l'une des armatures d'un condensateur dont le diélectrique est représenté par la couchette qui les sépare, d'où le nom de lit condensateur.

La seconde manière d'appliquer les courants de haute fréquence est l'auto-conduction. Ici le malade n'est en contact avec aucune armature ; il se trouve enfermé dans un grand solénoïde soit vertical, soit horizontal, dont les deux extrémités sont réunies aux deux pôles de l'appareil producteur des courants de haute fréquence.

C'est le lit condensateur que nous employons le plus généralement. Il est cependant des cas où le grand solénoïde nous a paru moins excitant pour certains malades et partant plus avantageux ; c'est surtout chez les cardiaques athéromateux, ou chez les artério-scléreux très avancés.

CHAPITRE VI

FAITS CLINIQUES

———

Nous diviserons les faits cliniques que nous allons rapporter suivant qu'ils sont dus à des troubles trophiques généraux ou qu'ils sont consécutifs à des troubles trophiques locaux. Enfin nous terminerons ce travail par l'exposé de certains moyens adjuvants dont l'action, s'ajoutant à celle du traitement par les courants de haute fréquence, nous a été parfois d'un puissant secours pour la cure des maladies authentiques.

Nous avons déjà publié, dans de précédentes études, un certain nombre d'observations sur le traitement de l'arthritisme par les courants de haute fréquence. Nous résumerons aussi succinctement que possible celles sur lesquelles nous avons pu avoir des renseignements postérieurs à leur publication, afin de montrer l'action persistante du traitement plusieurs années après son application.

Troubles trophiques généraux.

Dans cette classe nous comprendrons, non seulement les faits cliniques qui sont le résultat d'une mauvaise circulation générale, mais aussi toutes les manifestations de l'arthritisme, quels que soient leurs points d'élection.

Il est bien rare, en effet, que la diathèse se révèle par un symptôme unique, presque toujours les manifestations sont multiples, soit qu'elles se présentent concomittamment, soit qu'elles se succèdent les unes aux autres.

En énumérant successivement ces manifestations diverses, nous n'entendons pas en faire des maladies séparées, indépendantes les unes des autres, nous les considérons, au contraire, comme des affections différentes dues à une même origine, le ralentissement de la nutrition.

Ralentissement de la circulation

Il nous a été donné d'observer bon nombre de malades chez lesquels les manifestations locales de l'arthritisme se sont présentées sous des formes très bénignes, alors que les phénomènes généraux ne laissaient pas que d'inspirer de graves préoccupations aux médecins appelés à leur donner leurs soins. Si, en effet, chez ces malades, les douleurs rhumatismales sont de peu d'intensité, la sensation de froid est, par contre, extrêmement pénible, et c'est afin d'atténuer ces souffrances qu'ils ont fui instinctivement, pour ainsi dire, les climats froids et humides, pour venir réchauffer au soleil du littoral leurs membres refroidis. Ce n'est pas toujours qu'ils y parviennent par la seule influence climatérique, et il en est pour qui, bien qu'enveloppés dans les vêtements les plus chauds, cette sensation de froid est d'autant plus pénible, qu'il vient s'y ajouter d'autres phénomènes dus également à leur mauvaise circulation générale. Chez tous ces malades, en effet, la respiration est difficile, il y a de l'oppression, des palpitations, des maux de tête presque continus résultant d'une congestion passive de l'encéphale ; les sécrétions glandulaires se font mal, principalement celles des organes digestifs, d'où anorexie, difficulté de digestion, dilatation de l'estomac, constipation, etc. La marche devient difficile, tant par suite de l'oppression qu'elle détermine, que de la faiblesse générale des membres, résultant d'une insuffisante nutrition des tissus.

Contre de tels états les moyens thérapeutiques

sont bien limités et bien peu efficaces, les préparations à base de fer, de quinquina, de kola, les phosphates, voire même les formiates, hier encore si prônés, mais dont la vogue semble déjà quelque peu affaiblie, tous ces médicaments agissent plus ou moins pendant un certain temps ; mais soit accoutumance, soit défaut d'absorption et d'assimilation, leur action ne tarde pas à s'éteindre, et les malades retombent dans le même état qu'auparavant.

Ainsi qu'on le verra par les observations qui suivent, ces troubles généraux de la circulation s'accompagnent habituellement d'autres symptômes de l'arthritisme ; mais il est des cas où on ne constate aucune manifestation locale de la diathèse. Ce n'est pas, certes, que si, chez ces malades, débilités séniles, on remontait à un certain nombre d'années en arrière, on n'en trouverait pas les symptômes caractéristiques, mais il semble que, alors, la constitution du malade est affaiblie à un point tel que la nature n'a plus assez de force pour réagir. Est-ce à dire pour cela que c'est seulement à un âge très avancé que l'on constate cet état ? Non certes, car s'il est vrai que c'est surtout chez les vieillards qu'on l'observe, il est aussi bien des cas où l'âge n'a qu'une importance secondaire, nous voulons parler de ces affaiblis dont on dit qu'ils sont des vieillards avant l'âge.

Bien souvent, chez ces malades, un traitement, par les courants de haute fréquence, a ramené une vitalité qui semblait bien près de s'éteindre. Nous avons publié, dans un précédent travail (1), l'observation d'un malade, le duc de C..., âgé de 84 ans, que nous avions traité pour des accidents goutteux au printemps de 1902 et chez qui nous avions obtenu une très notable amélioration.

Revenu à Cannes en février 1903, l'amélioration s'était maintenue, ses articulations étaient moins douloureuses et moins tuméfiées, mais il se plaignait surtout d'une sensation générale de froid dont il ne pouvait se garantir, quoique la température fût relativement fort douce, et qu'il portât des vêtements très épais. On remarquait, en effet, de la cyanose non seulement aux extrémités, mais aussi à la face et au nez.

Au bout de six séances quotidiennes, la cyanose avait presque complètement disparu, et le

____

(1) Etudes cliniques sur l'action thérapeutique des courants de haute fréquence dans les maladies par ralentissement de la nutrition (*Annales d'électrobiologie,* 1903).

malade n'accusait plus cette sensation de froid qui lui était plus pénible encore que les douleurs.

Nous avons eu, l'an dernier, l'occasion d'observer et de faire constater par nos éminents confrères les docteurs Bright et sir Henry Blanc un exemple encore plus frappant de l'action vraiment héroïque des courants de haute fréquence, dans un cas qui semblait bien peu susceptible d'être amélioré. Nous le relatons ci-après.

Obs. 1. — M. F..., âgé de 62 ans, est venu nous trouver sur les conseils du docteur Rondeau.

Ce malade, ancien officier, atteint de rhumatisme généralisé à la suite de la guerre de 1870, dut quitter le service militaire et accepter des fonctions civiles. Ces douleurs persistèrent pendant plus de 20 années et ne cessèrent que lorsqu'il fut envoyé en Algérie en 1894. Là il fut atteint de fièvre paludéenne dont les accès, assez nombreux, offraient peu d'intensité. C'est à ce moment que le malade commence à ressentir les premiers symptômes de sa maladie. La circulation devient défectueuse ; il a de la peine à se réchauffer, et les jambes, infiltrées et tuméfiées, se sont recouvertes d'une peau rugueuse et épaisse, de telle sorte que l'on crut à un commencement d'éléphantiasis. Rentré en France en 1904, son état semblait un peu s'améliorer, lorsque survient une fièvre grippale qui ramène, en les accentuant, tous les phénomènes ci-dessus décrits. C'est dans ces conditions qu'il se présente à notre cabinet.

18 mars 1905. — L'aspect que présente le malade est celui d'une personne en état de décrépitude sénile. La démarche est lente, pénible, le corps est penché en avant, la face, les mains, toutes les parties apparentes du corps sont cyanosées, les veines des jambes sont variqueuses, les pieds sont tuméfiés, souvent douloureux. Au toucher, on éprouve une sensation de froid sur toute la surface cutanée, mais principalement aux pieds et aux mains dont les ongles sont violacés. La plante des pieds est recouverte d'une peau indurée et parcheminée, telle qu'on la constate dans la maladie de Raynaud. Le malade craint beaucoup le froid, même lorsque la température est douce, et il a la plus grande peine à se réchauffer.

L'appétit est nul : ce n'est que sur les instances de son entourage qu'il consent à prendre quelque nourriture et il digère difficilement le peu d'aliments qu'il absorbe.

Le cœur est faible, les bruits peu accusés, pas de bruit de souffle, pas de frottement. Le pouls est régulier mais lent : 56 pulsations à la minute. La tension artérielle radiale est seulement de 10 centimètres.

Malgré cet état d'hypotension, nous n'hésitons pas à appliquer les courants de haute fréquence, convaincu que leur action bienfaisante ne tarderait pas à se manifester.

Nous n'avons pas attendu longtemps, car la première application ayant eu lieu le 18 mars 1905, dès le lendemain, le malade nous déclare qu'il a ressenti un réel bien-être, et que, le soir même, il a pu se réchauffer dans son lit.

Le 21 mars, c'est-à-dire après la troisième séance, le malade sent de l'appétit, sensation que, dit-il, il n'avait pas éprouvée depuis bien longtemps, et il mange en une journée la ration de toute une semaine.

Le traitement est continué tous les jours sans interruption. L'appétit persiste et s'accentue même de plus en plus, au point que le malade a hâte de voir arriver l'heure des repas ; toutefois il survient un peu de diarrhée que nous ne cherchons nullement à combattre, convaincu qu'elle est le résultat d'une alimentation plus abondante et qu'elle disparaîtra d'elle-même à mesure que les facultés digestives s'amélioreront. C'est, en effet, ce qui est arrivé, car, après huit à dix jours, elle a complètement cessé.

Les forces augmentent de plus en plus, le malade se tient plus droit et il peut faire des marches qui lui auraient été naguère impossibles. Les muscles sont plus fermes. La cyanose de la peau a disparu, les ongles sont plus violacés, le gonflement des pieds ne se manifeste que de loin en loin, mais plus léger et de très peu de durée. Enfin le malade n'éprouve plus cette sensation de froid qui lui était si pénible. Son fils, étudiant en médecine à Paris, qui ne l'avait pas vu depuis le mois d'octobre, et qui n'osait espérer voir sa santé s'améliorer, vient passer auprès de lui la première quinzaine d'avril, et il nous exprime toute sa surprise, en même temps que toute sa satisfaction, du changement inespéré survenu dans l'état de son père.

Le traitement est continué jusqu'à fin mai, époque de notre départ.

A ce moment, les forces du malade sont revenues à un point tel qu'il peut faire, sans fatigue, une marche de plusieurs kilomètres, et pour me prouver que ces forces sont bien réelles, il monte facilement deux par deux les marches de mon escalier, alors que, au début du traitement, il n'arrivait que péniblement, et en prenant un point d'appui, à lever son pied à la hauteur d'une marche. Les bruits du cœur sont plus accusés. La tension artérielle s'est élevée à 15 cm., par conséquent elle est à peu près normale.

Nous avons revu le malade en décembre 1905, sa santé s'est maintenue en bon état, mais il se réserve de recourir au traitement électrique dans le courant de l'hiver, si besoin est.

Revu encore le 28 mai 1906, le malade nous déclare qu'il a passé un excellent hiver. L'appétit et les digestions sont bons.

Il éprouve cependant une certaine sensation de froid aux extrémités, mais il n'en est nullement incommodé, et il ne juge pas qu'il y ait lieu de recourir au traitement ; du reste la tension artérielle est restée sensiblement la même : 14 à 15 centimètres.

Cette observation nous paraît d'autant plus intéressante qu'elle vient confirmer l'idée que nous avons émise sur l'action des courants de haute fréquence dans l'hypotension artérielle. Il est évident que, chez ce malade, étant donné le ralentissement de la circulation dans les capillaires, on aurait dû

s'attendre normalement à trouver une tension artérielle élevée, et c'est probablement ce qui a dû se
produire dans les premières années de la maladie ;
mais il est à présumer que l'intoxication paludéenne,
qui est venue s'ajouter à l'arthritisme, a dû déterminer chez lui un état de faiblesse tel que le cœur
n'a plus eu la force de réagir contre l'insuffisance
de la circulation périphérique. C'est ainsi que la
cyanose générale est survenue, en même temps que
toutes les fonctions vitales se sont de plus en plus
affaiblies, au point que le malade semblait menacé
d'une fin très prochaine.

En subvenant à cette insuffisance du cœur et en
réveillant l'action des nerfs vaso-moteurs, les courants de haute fréquence ont eu pour résultat de rétablir la circulation périphérique et, indirectement,
la circulation centrale. Il est résulté de cette plus
grande activité de la circulation une activité aussi
plus grande dans les sécrétions glandulaires, et en
particulier dans celles des glandes de l'estomac,
d'où appétit et digestions plus faciles, relèvement
général en forces.

Obs. 2. — Mme de Tr..., âgée de 61 ans, nous est
adressée par le docteur Bright, le 15 février 1903.

Née de parents arthritiques, cette malade n'a jamais présenté d'accidents goutteux, mais depuis
l'âge de 37 ans elle a subi fréquemment des poussées d'eczéma. Il y a six ans, elle a ressenti des douleurs dans les membres inférieurs, avec une sensation de froid des plus pénibles, sensation qui ne
disparaissait momentanément qu'à la suite d'une

marche prolongée. Les muscles de la cuisse et de la jambe du côté droit semblent plus épais et plus durs qu'à gauche; toutefois on ne constate aucune trace d'œdème, sauf un peu au pied droit qui est froid et violacé.

La tension artérielle est de 17 centimètres.

15 février. — Application des courants de haute fréquence sur le lit condensateur. Séances quotidiennes.

Les premières séances semblent n'amener aucun résultat; les douleurs sont aussi intenses et la sensation de froid persiste au même degré.

Cependant, à la huitième séance, la malade ressent une certaine chaleur dans les mains et les avant-bras. Puis, en continuant les séances quotidiennes, cette sensation de chaleur s'étend successivement au tronc, puis aux membres inférieurs, et elle persiste pendant plusieurs heures. De plus, les douleurs des jambes ont disparu et la marche est plus facile.

6 mars. — La malade est rappelée inopinément en Norwège, et elle doit interrompre son traitement à la vingt et unième séance. Néanmoins elle s'en déclare très satisfaite; le membre inférieur droit a repris sa consistance normale, la sensation de froid a complètement disparu, et le pied ne présente plus la teinte cyanosée.

La tension artérielle est descendue à 16 cent.

Obs. 3.— Miss. B..., âgée de 54 ans, nous est adressée par le docteur Mac-Dougall, le 22 décembre 1904.

Depuis une douzaine d'années, cette malade est

atteinte fréquemment de douleurs et gonflement aux genoux et aux pieds sous l'influence du moindre refroidissement.

Les bruits du cœur sont faibles, l'artère radiale est en hypotension (13 centimètres).

Nous faisons des séances quotidiennes de lit condensateur du 22 décembre 1904 au 10 janvier 1905, sans pouvoir déterminer de sensation de chaleur.

Nous décidons alors de faire une séance matin et soir, et ce n'est qu'après une douzaine de jours de ce traitement intensif que la malade accuse cette sensation. Nous revenons alors aux séances quotidiennes, puis tous les deux jours, et enfin deux fois environ par semaine jusqu'au 18 mars, jour de son départ.

Les gonflement et douleurs articulaires ont disparu depuis le commencement de février, et la tension artérielle s'est élevée à 15 centimètres.

Nous avons revu la malade le 15 janvier 1905. Elle a passé un excellent été et ses douleurs anciennes ne se sont renouvelées qu'à la suite d'une attaque d'influenza dont elle est à peine convalescente.

Nous reprenons le traitement et nous avons la satisfaction de constater que, dès la première séance, la malade a éprouvé une sensation de chaleur, alors que, l'année précédente, il avait fallu un si grand nombre de séances pour obtenir ce résultat.

Nous continuons le traitement par des séances tous les deux jours ; les douleurs disparaissent rapidement et la malade déclare que depuis bien des années elle ne s'est sentie en aussi bon état de santé.

Obs. 4. — Miss Br..., âgée de 57 ans, nous a été amenée par le docteur Mrs Mary Marshall, pour des troubles vasculaires généralisés.

Cette malade, issue de parents arthritiques, se plaignait, depuis deux ans environ, d'une sensation générale de froid dont elle ne pouvait se garantir malgré les plus chauds vêtements. Cet état empirant de plus en plus, elle se décida à venir dans le midi pour retrouver un peu de soleil.

Nous constatons un état de cyanose prononcé de la face et des mains qui sont très froides. Les doigts sont tuméfiés et douloureux ; la tension artérielle est de 21 centimètres.

Nous faisons seize séances quotidiennes de lit condensateur, du 20 janvier au 4 février 1905, époque à laquelle la malade a dû retourner en Angleterre.

Ce traitement, quoique fort écourté, a donné un excellent résultat. La tension artérielle est descendue à 18 centimètres. La cyanose de la face et des lèvres a totalement disparu ; plus de sensation générale de froid. Les mains seules restent encore légèrement cyanosées, mais les doigts ont désenflé et ne sont plus douloureux. Mrs Mary Marshall a bien voulu nous informer que, après le départ de la malade, l'amélioration obtenue s'était encore accentuée.

Obs. 5. — Mme Sc..., âgée de 42 ans, nous est adressée par le docteur Sanders, le 16 février 1905.

Cette malade, issue de parents arthritiques, est elle-même sujette, depuis une dizaine d'années, à des douleurs polyarticulaires, mais qui ne l'ont jamais obligée à garder le repos.

Elle se plaint surtout d'une sensation générale de froid, et elle arrive difficilement à se réchauffer dans son lit.

La tension artérielle est peu élevée : 18 centimètres. Nous faisons une trentaine de séances du 16 février au 31 mars. La circulation est devenue normale; plus de douleurs, plus de sensation de froid. La tension radiale est descendue à 16 centimètres.

Obs. 6. — Mme M..., âgée de 49 ans, nous est adressée par le docteur sir Henry Blanc, le 1er mars 1905.

Cette malade, qui dirige un hôtel important de cette ville, à la suite de grands chagrins et de fatigue excessive, est aujourd'hui dans un état de faiblesse générale qui lui fait redouter d'être bientôt obligée d'abandonner ses occupations.

Elle éprouve de l'anorexie, de l'oppression, des palpitations, sensation de froid, surtout aux extrémités. Les battements du cœur sont faibles, parfois intermittents. L'artère radiale présente une hypotension considérable, 10 centimètres.

Après quelques séances de lit condensateur, la malade se sent ranimée, plus forte ; l'appétit commence à revenir, moins de sensation de froid. Nous faisons en tout 26 séances consécutives, au bout desquelles, la santé paraissant aussi bonne que possible, nous suspendons le traitement.

La tension artérielle s'est élevée à 16 cent.

Nous avons revu la malade en février 1906. Elle continue à diriger sa maison sans fatigue et sa santé ne s'est pas démentie depuis la cessation du traitement.

Obs. 7. — Le 20 mars 1905, le docteur Pascal nous a demandé d'aller, avec lui, visiter un de ses malades, dont l'état de débilité générale ne laissait pas que de lui donner de graves préoccupations.

Ce malade, gros industriel dans une ville du centre, avait dû se livrer, pendant nombre d'années, à un surmenage intellectuel excessif, au point qu'il a dû tout abandonner pour venir prendre sur le littoral un repos indispensable.

Nous avons vu, en effet, un homme fort déprimé, passant des nuits sans sommeil, ne mangeant que fort peu, et accusant, aussitôt après avoir mangé, des douleurs au niveau de l'estomac et de l'intestin.

Il était d'une extrême sensibilité au froid, la face et les mains cyanosées ; il éprouvait des douleurs rhumatismales sur tout le côté droit, et il existait une hémiplégie faciale du même côté, qui s'était déclarée progressivement à la suite de violentes douleurs, et que l'examen électro-diagnostique nous a montré être d'origine périphérique.

La tension artérielle était de 21 centimètres. Nous portâmes le diagnostic de ralentissement de la circulation d'origine arthritique, et nous aurions voulu commencer de suite le traitement par les courants de haute fréquence. Mais, malgré nos assurances et celles du médecin traitant, le malade était très effrayé de cette thérapeutique. D'autre part, le temps était froid, le malade trop faible pour se déplacer et venir jusqu'à notre cabinet. Nous nous contentâmes donc d'aller lui faire, à domicile, quelques séances de faradisation lente qui ne tardèrent pas à exciter peu à peu la tonicité des muscles paralysés.

Nous commençâmes le traitement par les courants de haute fréquence, le 15 avril, et le 22 avril, après la huitième séance, la tension artérielle était descendue à 19 centimètres. L'état du malade s'était du reste, considérablement amélioré, et il pouvait faire quelques petites promenades à pied sans ressentir trop de fatigue. Nous continuâmes le traitement jusqu'au 6 mai, jour du départ du malade, en tout 22 séances. A ce moment l'amélioration s'était de plus en plus accentuée : moins de sensation de froid, appétit et digestions meilleurs, sommeil excellent ; les douleurs rhumatismales ont disparu, la tension artérielle est descendue à 17 cent.

La cyanose de la face et des mains a complètement disparu ; l'hémiplégie faciale a notablement diminué, toutefois la partie inféro-interne de l'orbiculaire reste encore paralysée, ce qui fait qu'il y a encore du larmoiement.

La durée du traitement nous paraissant insuffisante, nous engageâmes fortement le malade à demander au docteur Fauconneau, de Bourges, de le lui continuer, ce qu'il fit, et un an après, à la date du 30 mai 1906, ce dernier nous écrit : « Je suis heureux de pouvoir vous donner d'excellentes nouvelles de notre malade. J'ai suivi ponctuellement les indi-

cations que vous m'aviez fournies pour son traitement ; l'état général s'est notablement amélioré. Le
traitement de la paralysie faciale par la faradisation
lente a très bien réussi, et au bout de trois mois la
symétrie était obtenue, ainsi que le fonctionnement
normal de presque tous les muscles.

« Le malade a passé un hiver pas trop pénible,
et il n'a pas jugé à propos de retourner dans le midi.
Il va à la campagne en automobile, chasse, etc.
C'est vous dire combien sa situation s'est améliorée. »

Obs. 8. — Miss. G..., âgée de 72 ans, nous est
adressée par le docteur Bright, le 1ᵉʳ décembre 1905.

Cette malade, qui appartient à une famille d'arthritiques, a eu de nombreux accès de goutte dans
la plupart des articulations, mais surtout aux pieds.

Actuellement ces douleurs sont peu prononcées,
mais la malade se plaint surtout d'une sensation
générale de froid dont elle ne peut se préserver
malgré toutes sortes de vêtements dont elle est sur-
chargée.

La nuit, elle a beaucoup de peine à se réchauffer,
ce qui lui occasionne souvent de l'insomnie.

Enfin la malade ressent une grande faiblesse et
elle a de la peine à faire quelques pas.

Les battements du cœur sont faibles et la tension
artérielle radiale n'est que de 10 centimètres,

Nous faisons des séances de lit condensateur d'a-
bord à peu près quotidiennes, puis espacées, soit
25 pendant le mois de décembre, 19 pendant le
mois de janvier, et 4 pendant le mois de février.

La malade ressent un grand bien-être ; elle peut faire quelques courtes promenades sans trop de fatigue, elle se réchauffe plus facilement. Enfin la tension artérielle s'est relevée à 14 centimètres.

Obs. 9. — M. P. W..., ingénieur, âgé de 75 ans, nous a été adressé par le docteur sir Henri Blanc, le 23 janvier 1906.

Issu de parents goutteux, ce malade a ressenti, dès son jeune âge, les premières atteintes de goutte. Grâce à un régime sévère, ses crises ont toujours été légères, mais assez fréquentes, sans toutefois le gêner dans sa carrière, puisque, depuis cinquante ans, il dirige la plus importante aciérie de l'Angleterre.

Du reste, il est dans un état de santé apparente qui lui donne plutôt l'aspect d'un homme de soixante ans.

Il attribue, non sans raison, cet état au régime dont il ne s'est jamais départi et aux sports auxquels il s'est livré aussi souvent que ses occupations le lui ont permis.

Actuellement il ressent quelques douleurs aux pieds et aux genoux, et les articulations digitales des deux mains sont tuméfiées et peu mobiles.

En outre, il éprouve une sensation de froid sur tout le corps ; ses mains sont légèrement cyanosées : enfin la marche détermine l'essoufflement et une sensation d'oppression, parfois même des palpitations qui l'empêchent de dormir.

L'artère radiale, assez flexible, est en hypotension marquée (12 centimètres).

Nous faisons trente séances du 21 janvier au 26

février, jour du départ. Dès les premières, le malade a ressenti une amélioration dans sa santé qui s'est accentuée de plus en plus. Moins de sensation de froid, moins d'oppression ; les douleurs ont presque complètement disparu, les doigts, moins tuméfiés sont beaucoup plus flexibles ; enfin la tension artérielle s'est relevée à 15 centimètres.

Le malade regrette d'être obligé de partir et d'interrompre ainsi un traitement qui, dans un si court espace de temps, lui a été si profitable.

Obs. 10.— Mme la baronne de H..., âgée de 65 ans, nous est adressée par le docteur sir Henry Blanc, le 25 janvier 1906.

Elle se plaint de douleurs vagues, articulaires et musculaires, se portant tantôt sur une région, tantôt sur une autre, d'une grande oppression à la marche, surtout lorsqu'elle monte un escalier ; enfin d'une sensation générale de froid dont elle n'arrive pas à se garantir en se couvrant de toutes sortes de vêtements.

Les bruits du cœur sont affaiblis, la tension radiale est à peine de 12 centimètres. La face et les mains sont cyanosées.

Nous appliquons le traitement par les courants de haute fréquence, mais la malade le suit à contre-cœur malgré tous nos efforts les plus éloquents, et c'est à peine si nous pouvons faire une trentaine de séances du 26 janvier au 26 mars.

Nous constatons néanmoins une amélioration notable dans sa circulation ; la tension artérielle s'est élevée à 15 centimètres.

Nous avons revu la malade le 4 mai. Elle a tenu à venir elle-même nous montrer que sa santé s'était considérablement améliorée et s'excuser de son manque de confiance. Elle se propose, dès le commencement de la saison prochaine, de reprendre un traitement dont elle reconnaît aujourd'hui les heureux résultats.

OBS. 11. — Miss W..., âgée de 68 ans, nous est adressée par le docteur Bright, le 23 février 1906, qui veut bien nous donner sur elle les renseignements suivants :

« Cette malade appartient à une famille excessivement goutteuse. Elle souffre de douleurs et de faiblesse dans les membres inférieurs ; les genoux, surtout le droit, sont tuméfiés.

« Elle est fréquemment sujette à des contractions spasmodiques de la gorge qui se traduisent par une toux quinteuse et souvent aussi par des vomissements.

« Le cœur est gros, et on constate un souffle aortique au premier temps. Le pouls est de temps en temps irrégulier, et l'artère radiale est généralement en hypotension ; mais quelquefois, au contraire, elle présente une tension anormale. Je crois que le traitement par les courants de haute fréquence lui serait favorable, si toutefois vous pensez que l'état du cœur le permette. »

Au moment où la malade se présente à nous, nous constatons que sa tension artérielle est, en effet, au-dessous de la normale (13 centimètres). Le pouls présente d'assez fréquentes intermittences ; enfin il existe une sensation générale de froid, surtout aux extrémités.

Dans l'espace de deux mois, du 23 février au 24 avril, nous faisons cinquante séances quotidiennes, sauf du 31 mars au 7 avril, la malade ayant dû garder la chambre par suite d'une fièvre grippale.

D'un jour à l'autre on pouvait constater un notable changement dans la santé de la malade, et à la fin du traitement, absence complète de douleurs, respiration plus facile, plus de palpitations, plus de toux spasmodique, plus de vomissements.

Enfin la circulation étant plus active, la sensation de froid a disparu, et la tension artérielle s'est relevée jusqu'à 15 centimètres.

La malade nous exprime tous ses remerciements pour ce résultat aussi rapide qu'inespéré.

Obs. 12. — Lady G..., âgée de 42 ans, nous est adressée par le docteur Bright, le 23 février 1906.

Cette malade, de tempérament arthritique, se plaint surtout d'oppression, d'insomnie, et de sensation générale de froid. Les mains sont gonflées, cyanosées, les pieds sont habituellement très froids, la face est rouge et tuméfiée, principalement le nez. Hypertension artérielle 19 centimètres.

Nous faisons quinze séances du 23 février au 11 mars, époque à laquelle la malade a dû quitter Cannes. Malgré ce traitement quelque peu écourté, la malade se sent beaucoup mieux ; elle dort bien, la sensation de froid est beaucoup moins forte ; la face et les mains sont moins cyanosées.

Nous avons appris, deux mois après son départ, que sa santé s'était encore améliorée.

Hypertension artérielle.

La recherche de la tension artérielle dans les maladies fournit des indications qui sont, pour le médecin, de la plus grande utilité, ainsi que l'ont démontré les travaux de Potain, de sir Lauder Brunton, de Huchard, et de tant d'autres cliniciens qui attachent à cette étude une très grande importance. La tension artérielle normale correspond au poids d'une colonne de mercure qui aurait de 15 à 17 centimètres de hauteur. Lorsque cette tension est au-dessous de 15, on dit qu'il y a hypotension; il y a, au contraire, hypertension lorsqu'elle dépasse 17.

Nous avons vu que chez les arthritiques, il y a toujours, du moins au début de la maladie, hypertension artérielle, et nous avons expliqué que cette hypertension était due à la contraction des vaisseaux périphériques (vaso-constriction).

Au début, cette contraction n'est pas permanente, aussi l'hypertension artérielle est-elle d'abord passagère pour ne devenir continue que postérieurement, c'est cette période qu'Huchard a dénommée la *présclérose*.

Moutier, le premier (1), a eu le mérite d'étudier l'action des courants de haute fréquence sur l'hypertension artérielle, et il a démontré que, lorsqu'on enferme un hypertendu dans un grand solénoïde dont les extrémités sont reliées à un appareil producteur de courants de haute fréquence, on amène rapidement une diminution de la tension artérielle.

Il a, plus tard, renouvelé ses expériences, avec le concours de Challamel, sur un grand nombre de vieillards de la maison départementale de Nanterre, et elles ont confirmé les premières observations.

On verra que nous avons fait, après lui, les mêmes remarques, et que nous avons toujours obtenu, chez nos malades en traitement, une diminution de la tension.

M. Huchard (2), après avoir signalé l'action de certains médicaments qui abaissent assez rapidement la tension artérielle, tels que le nitrite d'amyle en inhalations, la trinitrine, le nitrite de

(1) Dr A. Moutier, Traitement de l'hypertension artérielle par la D'Arsonvalisation (*Bulletin de la Société médico-chirurgicale de Paris*, décembre 1899).

(2) Huchard, Les conséquences de l'hypertension artérielle (*Compte rendu du congrès de médecine à Lisbonne*, avril 1906).

soude, etc., constate que cet abaissement n'est que passager.

Il en est de même des iodures, qui, s'ils abaissent légèrement et seulement pour un temps, la tension artérielle, ont de graves inconvénients, lorsque les troubles vaso-moteurs ont déjà occasionné des lésions des vaisseaux ou du cœur.

Si donc l'on considère que l'hypertension artérielle, symptomatique d'une circulation périphérique insuffisante, est le prodrome de toutes les maladies par ralentissement de la nutrition, on ne saurait hésiter de recourir au traitement par les courants de haute fréquence, dont l'action non seulement n'offre aucun danger, s'ils sont administrés prudemment, mais présente des garanties de constance, et de permanence qu'aucun autre traitement ne saurait égaler.

Artério-sclérose.

L'artério-sclérose est une maladie des artères, constituée par une dégénérescence de leurs parois et une prolifération de matière calcaire dans l'épaisseur de leurs tissus.

Cette maladie est consécutive à une inflammation chronique de la tunique interne, déterminée pár un agent pathogène infectieux véhiculé par le torrent circulatoire.

Les artères ainsi altérées donnent la sensation d'un tube rigide, sinueux, dépourvu de toute élasticité.

Lorsque la maladie attaque les grosses artères, la lésion se manifeste sous forme de plaques athéromateuses disséminées sur leurs parois. Il semble alors qu'elle est produite non plus par l'action directe, sur leur paroi interne, du sang infecté, mais bien par les troubles trophiques de leurs vaisseaux nourriciers (vasa-vasorum).

Comme l'artério-sclérose est toujours précédée d'hypertension artérielle, M. Huchard en a conclu que l'hypertension en était la cause directe. Or, ainsi que nous l'avons vu, l'hypertension n'étant que le symptôme d'un état spasmodique des vaisseaux périphériques, il s'ensuit que c'est à la vaso-constriction que l'on devra attribuer l'origine de l'artério-sclérose.

C'est ainsi que dans bien des cas, on a reconnu à l'artério-sclérose une origine nerveuse, telle que les émotions, les fatigues intellectuelles, etc.

Nous avons vu que toutes les maladies arthritiques reconnaissent une même origine, les troubles trophiques et vaso-moteurs ; l'artério-sclérose doit donc être considérée comme une de ces maladies, et elle est précédée de l'hypertension artérielle au même titre que celle-ci précède les autres manifestations de la diathèse.

Du reste, ainsi qu'on le verra, dans les observations d'artério-sclérose que nous rapportons ci-après, il est bien rare, que l'artério-sclérose existe absolument isolée ; elle est presque toujours accompagnée d'un ou de plusieurs des autres syndromes constitutifs des maladies par ralentissement de la nutrition.

C'est donc avec une absolue conviction, acquise par de nombreuses observations, que nous nous rallions à l'opinion du docteur Moutier quand il dit : « La haute fréquence constitue actuellement le seul traitement efficace de l'hypertension, et par suite, le traitement de choix de l'artério-sclérose. »

Obs. 1. — M. W..., âgé de 72 ans, nous est adressé par les docteurs Sanders et sir Henry Blanc, le 15 janvier 1902.

Ce malade, arthritique, à la suite d'exercices sportifs très violents, avait dû garder le lit pendant près d'un mois par suite de troubles cardiaques très inquiétants, s'accompagnant d'une forte dyspnée. Après ce repos prolongé, le malade put venir à notre

cabinet ; mais il était encore très oppressé et ce n'est
que péniblement qu'il put monter un étage.

Nous constatons une tension artérielle très élevée
(23 centimètres) et une dureté des parois artérielles
symptomatique d'artério-sclérose.

Dès les premières séances, nous obtenons une notable atténuation des symptômes observés ; l'oppression diminue progressivement, la tension artérielle
descend assez rapidement à 18 centimètres, le malade, enfin, éprouve un bien-être qu'il n'avait pas
ressenti depuis longtemps.

Le 22 février, cinq semaines après le début du
traitement, le malade a pu venir à pied depuis son
domicile distant de près de trois kilomètres.

Depuis cette époque le malade n'a plus ressenti
les graves symptômes du début ; il a fait cinq séances
espacées au printemps de 1903 ; et en avril 1906,
ayant ressenti quelques douleurs, il est venu faire
quatre nouvelles séances. Du reste, pas d'oppression,
pas de trace d'artério-sclérose, la tension artérielle
se maintient entre 17 et 18 centimètres.

Obs. 2. — M. P..., âgé de 48 ans, nous est adressé
par sir Henry Blanc, le 10 décembre 1902.

Ce malade qui avait eu, quelques années auparavant, de légères atteintes de goutte au gros orteil
gauche, n'avait plus rien éprouvé de semblable
grâce à un régime diététique très sévère qui lui avait
été prescrit.

A la suite d'un surmenage intellectuel excessif, le
malade a dû abandonner totalement ses occupations
et venir se reposer sur le Littoral. Il ressent une

sorte d'angoisse qui l'empêche même de dormir, et la marche détermine chez lui une grande oppression surtout sur un plan incliné, de sorte qu'il doit s'arrêter, pour ainsi dire, à chaque pas, afin de pouvoir reprendre haleine. Les battements du cœur sont fréquents, environ cent à la minute et le pouls présente fréquemment des intermittences. On constate une hypertension artérielle considérable.

Au bout d'une dizaine de séances, l'hypertension a disparu, plus de palpitations, le nombre des pulsations est normal, le sommeil est bon ; enfin le malade peut faire d'assez longues promenades, même en montagne, sans ressentir ni fatigue ni oppression.

Trois mois après, à la suite d'un voyage en Russie en plein hiver et après de grandes fatigues, il survient de l'oppression accompagnée de tachycardie, ce qui le détermine, sur l'avis de son médecin, à reprendre son traitement. Après dix séances nouvelles faites quotidiennement, ces malaises disparaissent complètement et le malade peut reprendre sa vie habituelle.

Obs. 3. — M. U..., âgé de 69 ans, nous a été adressé par le docteur sir Henry Blanc, le 24 mars 1903.

Ce malade, ancien officier supérieur de l'armée anglaise, quoique issu de parents non arthritiques, a été atteint, depuis l'âge de 30 ans, de fréquentes attaques de rhumatisme, contractées par suite de la vie des camps. En outre, il se ressent encore, à des intervalles plus ou moins éloignés, de crises de fièvre paludéenne qu'il avait contractée dans les pays

d'Extrême-Orient et dans la campagne romaine.
Néanmoins, il semble jouir d'une santé florissante
et son aspect n'est pas celui d'un homme de son
âge.

Depuis plusieurs années, cependant il est très sensible à l'action du froid ; de plus, quand il a dormi
quelques heures, vers 3 heures du matin, il s'éveille
brusquement, avec un sentiment de constriction et
d'angoisse dans la région précordiale, ce qui l'empêche de se rendormir ; il éprouve aussi des palpitations fréquentes et la marche accélérée lui est presque impossible.

L'artère radiale, qui présente un degré élevé d'hypertension est sinueuse, avec des parois résistantes.
Le pouls est souvent irrégulier.

Nous commençons le traitement immédiatement
par une séance de lit condensateur de 10 minutes
de durée. Dès cette première séance le malade a pu
dormir jusqu'à 6 heures, mais toujours le même
sentiment d'angoisse persiste. Après quatre nouvelles séances l'amélioration s'accentue, la douleur
précordiale a à peu près complètement disparu,
seulement il reste encore quelques palpitations.

Le traitement est continué jusqu'au 11 avril. A ce
moment, la tension artérielle est descendue à 18 centimètres. L'artère radiale est plus flexible. La douleur précordiale, les palpitations ont disparu. Le
sommeil est excellent. Enfin, le malade, qui était
atteint de constipation opiniâtre et qui, depuis plusieurs années, était obligé de prendre des médicaments pour la combattre, a maintenant une selle
quotidienne.

Obs. 4. — M. R..., âgé de 60 ans, nous est adressé par le docteur Chuquet, le 21 octobre 1904.

Ce malade se plaint de crises d'oppression avec sensation d'angoisse dans la région précordiale, palpitations et parfois intermittences du pouls. Dans certains cas ces crises ont été assez violentes pour amener une perte absolue de connaissance pendant plusieurs minutes.

La circulation générale est mauvaise, le visage et les mains sont cyanosés ; le malade, très sensible au froid, est fréquemment sujet à des bronchites qui l'obligent à garder la chambre pendant la plus grande partie de l'hiver.

Le cœur présente un certain degré de dilatation ; l'artère radiale est résistante, légèrement sinueuse, l'hypertension artérielle est de 22 centimètres.

Nous faisons une quarantaine de séances du 21 octobre au 17 décembre. Le malade a ressenti une notable amélioration, quoique son genre de vie soit loin d'être conforme aux lois hygiéniques d'un arthritique. L'hiver a été meilleur, plus de perte de connaissance, moins d'oppression, moins de bronchites. L'artère radiale est moins dure, quoique sa tension n'ait pas sensiblement baissé (21 centimètres).

Nous reprenons le traitement le 10 novembre 1905, et nous faisons 13 séances en décembre, 20 en janvier, 18 en février, 16 en mars, 16 en avril, 15 en mai, soit, en tout, une centaine de séances. Le malade a passé un hiver infiniment meilleur ; il a mieux résisté à l'action du froid, il a peu toussé, enfin il a pu sortir presque tous les jours.

La tension artérielle est toujours assez élevée (18

à 20 cent.) mais l'artère radiale est moins dure, moins sinueuse. Le résultat serait, sans doute, encore meilleur si sa table était moins bien garnie.

Obs. 5. — M. le comte de B..., âgé de 41 ans, nous est adressé par le docteur Bright, le 3 janvier 1904.

Ce malade, issu de parents arthritiques, a ressenti lui-même fréquemment des atteintes de goutte aux pieds et aux genoux, mais qui ne l'ont jamais obligé à garder le repos.

Il se plaint surtout d'oppression et de palpitations avec sentiment d'angoisse dans la région précordiale, ce qui provoque de fréquentes insomnies. L'artère radiale, résistante, présente une hypertension de 21 centimètres.

Sensation de froid, surtout aux mains et aux pieds. Nous faisons une vingtaine de séances, d'abord quotidiennes, puis tous les deux jours. Dès les premières séances le malade a éprouvé un grand soulagement, peu d'oppression, pas de palpitations, nuits excellentes. La tension artérielle est ramenée à 18 centimètres.

Le traitement est suspendu à la fin janvier, le malade se trouvant aussi bien que possible.

Obs. 6. — M. T..., âgé de 54 ans, nous est adressé par le docteur Bright, le 27 février 1905.

Ce malade, atteint de rhumatisme goutteux au genou gauche depuis plus de six mois, marche assez difficilement, et il accuse, en outre, une sensation de froid, surtout aux extrémités. L'artère radiale est dure, un peu sinueuse, la tension artérielle est de 21 centimètres.

Après une quinzaine de séances quotidiennes cette tension est abaissée à 18 centimètres, en même temps les parois artérielles sont moins résistantes. Nous continuons le traitement jusqu'au 15 avril, en tout 45 séances.

A ce moment plus d'oppression, plus de sensation de froid, plus de douleur. Les parois artérielles ont recouvré leur souplesse normale, la tension est descendue à 17 centimètres.

Nous avons revu le malade le 19 décembre suivant. Il s'est très bien porté depuis la cessation du traitement; pas la moindre attaque de goutte, plus de sensation de froid. La tension artérielle s'est maintenue à 17 centimètres.

Le malade, devant partir pour un long voyage, demande à faire quelques nouvelles séances plutôt à titre préventif.

Dès la huitième il sent sa circulation plus active, et il nous quitte très satisfait du résultat.

Obs. 7. — Miss O..., âgée de 73 ans, nous est adressée par le docteur Bright, le 14 novembre 1905.

Cette malade éprouve, depuis de longues années, des douleurs dans les genoux et les pieds qui rendent sa marche pénible, mais elle se plaint surtout d'oppression, palpitations, et sensation de froid principalement aux pieds et aux mains. La face est pâle, l'artère radiale est dure et en hypertension (22 centimètres). Le pouls est parfois irrégulier; enfin la malade ne peut faire quelques pas sans éprouver une grande oppression.

Nous faisons 15 séances en novembre, 22 séances en décembre, 12 séances en janvier 1906, soit, en tout, une cinquantaine de séances.

Dès les premières séances la malade a ressenti une amélioration qui a été en s'accentuant de plus en plus. A la fin du traitement, la marche est plus facile, plus d'oppression, plus de palpitations. Les artères radiales ont repris leur élasticité, l'hypertension artérielle n'est plus que de 19 centimètres. Enfin, la constipation, dont la malade souffrait depuis plusieurs années, a complètement disparu.

Nous avons revu la malade au commencement de mai, avant son départ ; sa santé s'était maintenue aussi bonne que possible.

Obs. 8. — Mme P. M..., âgée de 75 ans, nous est adressée par le docteur Bright, le 17 avril 1906.

Arthritique depuis de longues années, cette dame éprouve une grande peine à marcher par suite de l'état goutteux de ses pieds ; ses doigts sont cyanosés, les articulations digitales grosses et luisantes.

Les artères radiales sont dans un état de sclérose tellement prononcé que le docteur Bright a cru devoir appeler notre attention sur elles, dans le cas où nous y aurions vu une contre-indication au traitement par les courants de haute fréquence.

Ce fut, au contraire, pour nous, un encouragement à l'appliquer immédiatement, et après dix séances consécutives, le séjour de la malade se trouvant limité à ce laps de temps, nous eûmes la satisfaction de constater que, non seulement les tophus des doigts avaient notablement diminué, mais que les artères étaient déjà devenues plus flexibles, et que la tension artérielle était descendue de 22 à 17 centimètres. La malade se propose, du reste, de continuer son traitement en Angleterre.

Obs. 9. — Mme R. D..., âgée de 76 ans, a été envoyée par le docteur Duron, de Paris, en novembre 1905, avec la note suivante :

« Mme R. D... est atteinte de cardio-sclérose avec dyspnée d'effort et râles congestifs aux deux bases, sans albumine.

« En temps habituel, ses organes ont un fonctionnement suffisant, mais un rien détruit cet équilibre. A deux reprises elle a été à la mort : congestions pulmonaires plus accentuées, dilatation du cœur, oligurie, albuminurie, phénomènes urémiques. »

La malade accusait, en outre, une grande sensation de froid et elle avait toutes les peines du monde à se réchauffer.

Le docteur Révillet, qui avait bien voulu se charger des soins médicaux, en présence d'une circulation si défectueuse, nous proposa de lui appliquer le traitement par les courants de haute fréquence, ce que nous fîmes par des séances à peu près quotidiennes, du 6 décembre 1905 au 10 février, sauf une interruption de quinze jours pendant la seconde moitié du mois de janvier, la malade ayant été atteinte de fièvre grippale.

L'état de la malade s'est considérablement amélioré, la respiration est beaucoup plus facile, moins d'oppression à la marche, moins de sensation de froid ; les râles constatés à la base des deux poumons ont presque totalement disparu ; les urines sont un peu plus abondantes et ne renferment aucune trace d'albumine.

Enfin la tension artérielle, qui était de 22 centimètres, est descendue à 18 centimètres.

Cet état s'est maintenu aussi bon que possible pendant le restant du séjour de la malade à Cannes, ainsi que le docteur Révillet l'a constaté. Après le retour de la malade à Paris, le docteur Duron nous écrivait pour nous exprimer toute sa satisfaction pour le résultat obtenu.

Obs. 10.—M. G..., âgé de 55 ans, nous est adressé par le docteur Carr, le 14 février 1905.

Ce malade, quoique issu de père goutteux, n'a jamais présenté de manifestation arthritique, sauf parfois des rhumatismes musculaires à l'épaule droite.

Il y a deux ans, à la suite d'un surmenage cérébral très prolongé, il a subitement éprouvé un ictus qui a amené la perte de la mémoire. Puis est survenu un tremblement dans le bras gauche qui a été en augmentant de plus en plus et dont le malade ne peut se rendre maître malgré tous ses efforts de volonté.

Actuellement on constate que ce tremblement s'étend aussi quoique moins intense à tout le membre inférieur du même côté.

Les artères radiales sont dures, flexueuses. Le malade éprouve une sensation générale de froid, sur-

tout aux jambes. La marche détermine des palpitations et de l'oppression. La tension artérielle est de
21 centimètres. Nous faisons quarante séances à peu
près quotidiennes de lit condensateur, du 14 février
au 2 avril 1906, jour du départ du malade.

L'amélioration qui s'est fait ressentir dès le début du traitement s'est accentuée de plus en plus.

Les artères sont plus flexibles, leur tension est
normale, plus de sensation de froid, plus de palpitations. Le tremblement a complètement disparu
dans la jambe gauche ; celui du membre supérieur
beaucoup moins prononcé, ne se manifeste que par
intervalles, et lorsque la main est pendante.

Ce cas d'artério-sclérose nous paraît d'autant
plus intéressant que c'est à peu près la seule manifestation d'arthritisme qu'ait présenté le malade. Il est évident que c'est cette dégénérescence
des parois artérielles qui a été la cause prédis-
posante de l'ictus cérébral dont le surmenage n'a
été que la cause occasionnelle. En agissant sur
la circulation périphérique par l'action spéciale
des courants de haute fréquence sur les nerfs
vaso-moteurs, nous avons non seulement amené
rapidement une déplétion notable des grosses
artères, mais nous avons aussi favorisé la dissolution et l'élimination des sels calcaires dont
les parois artérielles étaient comme infiltrées.

Ce résultat, facile à constater directement sur

les artères radiales, s'est aussi produit dans les vaisseaux intra-crâniens, puisque peu à peu les phénomènes de compression de la substance cérébrale, qui se manifestaient par le tremblement hémiplégique, ont presque complètement disparu.

Aussi le docteur Carr, qui a suivi son malade avec la plus grande attention, a-t-il bien voulu nous exprimer toute sa satisfaction pour un résultat aussi inespéré dans un si court espace de temps.

Obs. 11. — M. H., âgé de 62 ans, nous a été adressé par M. le professeur Ferrier, de Londres.

Ce malade a été atteint, il y a six ans, d'hémiplégie droite incomplète qui a été en s'améliorant peu à peu grâce au traitement prescrit et dirigé par l'éminent professeur.

Aussi le malade peut-il marcher assez facilement et se servir de sa main pour les choses usuelles, mais il existe un tremblement incoercible du membre supérieur du côté droit, en même temps qu'un grand sentiment de faiblesse, non seulement dans le côté malade, mais aussi sur tout le corps.

La circulation périphérique est très défectueuse et le malade éprouve une sensation générale de froid. La face et les mains sont cyanosées.

Nous faisons une soixantaine de séances à peu près quotidiennes, du 23 février au 26 mars 1906.

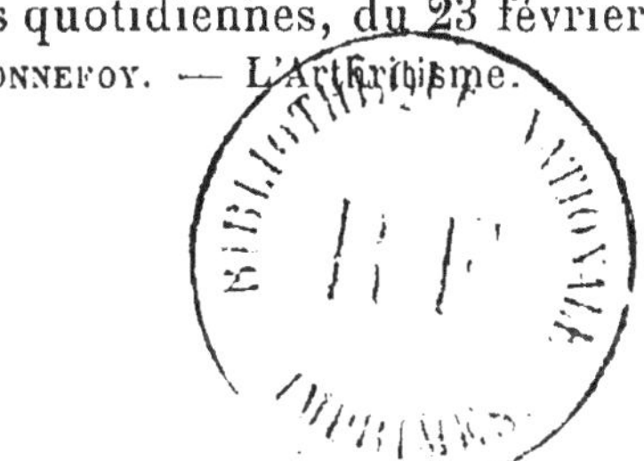

La pression au dynamomètre, à peine sensible au début du traitement, donne, après la quarantième séance, 28 kilos à la main droite, 38 kilos à la main gauche.

L'état général du malade s'est aussi notablement amélioré ; il marche avec moins de fatigue, sa circulation est plus active ; il est moins sensible à l'action du froid.

Enfin, il nous écrit à la date du 1er juin 1906 : « Il y a quelques jours je suis allé voir le professeur Ferrier et il a constaté que le tremblement du bras et de la main avait notablement diminué et que ma santé s'était bien améliorée. En quittant Cannes, je suis allé passer un mois en Suisse, entre Lausanne et Territet, et le froid y était si vif que mon état sembla empirer. Mais depuis mon retour à Londres je me sens beaucoup mieux. »

Obs. 12. — Mme B..., âgée de 54 ans, demeurant à Paris, s'étant trouvée en rapport avec une malade que nous avions guérie d'une maladie qui lui semblait identique à la sienne, demanda à son médecin, le docteur Logez-Duc, l'autorisation de venir se soumettre au même traitement. Celui-ci, peu convaincu, nous envoya, le 14 janvier 1906, la dépêche suivante : « Escomptez-vous résultat vraiment effectif de votre traitement électrothérapique pour une artério-sclérose avancée ? Réponse urgente. »

Nous répondîmes par l'affirmation des heureux résultats que nous avions obtenus dans cette maladie, et la malade nous arriva quelques jours après, le 23 janvier.

Voici la relation qu'elle nous a écrite elle-même de la maladie.

« Pendant l'été de 1904, j'ai éprouvé des malaises sans me rendre aucun compte de ce que cela pouvait être. Pendant une heure environ, je sentais de la fatigue, une lassitude inexplicable, de violents maux de tête, puis cela se passait tout d'un coup et je redevenais moi-même. Je suis allée passer une partie du mois d'août au bord de la mer, où je me suis trouvée bien. En rentrant à Paris, mes malaises se sont renouvelés, et, assistant à une cérémonie de mariage, le 5 septembre, je me suis trouvée très souffrante et j'ai éprouvé un vertige assez sérieux.

« Le 6 octobre j'ai eu la première crise sérieuse ; à onze heures du matin, en m'habillant, je me suis trouvée étourdie, ne sentant aucune force et, sans perdre connaissance, m'en allant comme si la terre manquait sous moi. A force de volonté, j'ai pu me déshabiller avec l'aide de ma femme de chambre, et me mettre au lit. Là, le froid a envahi tous mes membres, mes yeux semblaient s'éteindre, sans souffrance. On m'a mis des fers chauds aux pieds, puis à l'arrivée du docteur, j'ai respiré de l'éther. Tout cela m'a ranimée, et je suis restée deux jours au lit. Puis on m'a permis de me lever et de sortir. Le 18 du même mois, au matin, en me réveillant, après avoir passé une très bonne nuit, les mêmes vertiges m'ont reprise dans mon lit. Deux docteurs sont arrivés, m'ont fait rester couchée pendant plusieurs jours, puis garder la chambre jusqu'au 1er décembre, où eut lieu ma première sortie. Comme traitement, régime sévère, caféine, analgésine, iodure de potassium, etc. Au beau temps, je suis allée passer l'été à Saint-Cloud, et me suis assez bien trouvée, grâce à beaucoup de précautions.

« A ma rentrée à Paris et malgré toutes ces précautions, les premiers froids m'ont ramenée dans le même état : oppression, toux, maux de tête violents, vertiges, suivis souvent de perte de connaissance. »

On ne saurait mieux décrire les symptômes de l'artério-sclérose. Du reste, l'artère radiale est dure, légèrement sinueuse et la tension artérielle est très élevée (24 centimètres).

Nous commençons le traitement, le 23 janvier, par des séances quotidiennes que nous continuons jusqu'au 26 février, en tout trente-cinq séances.

Dès le début, nous obtenons une amélioration notable, et après la septième séance, la tension artérielle est abaissée à 21 centimètres.

Il y a eu encore quelques céphalées, au début du traitement, et quelquefois même des vertiges, mais sans perte de connaissance.

Après quinze jours, les vertiges ont complètement disparu, les maux de tête, beaucoup moins intenses, sont aussi plus rares ; enfin, lorsque la malade a quitté Cannes, la tension artérielle n'était plus que de 18 centimètres. Elle nous écrit à la date du 19 mars : « Le docteur Logez-Duc a été très heureux de constater une grande amélioration dans ma santé et il me charge de vous demander quelques renseignements sur le traitement que vous m'avez fait suivre, et de quelle façon je dois le continuer ici. »

Ces renseignements ont été donnés, le traitement a été suivi sous la direction du docteur Rivière, et le 21 mai 1906, la malade répondait à ma demande de nouvelles de sa santé : « Je me trouve aussi bien que possible depuis mon retour de Cannes, en dépit des temps horribles que nous subissons et malgré lesquels je n'ai pas pris le moindre rhume. Ma respiration est toujours bonne. Je n'ai plus eu de vertiges. »

Obs. 13. — M. le major B..., âgé de 70 ans, nous est adressé par le docteur Dauty, le 27 février 1906.

Ce malade, d'une solide constitution, a mené la vie des camps pendant la plus grande partie de son existence, exposé à toutes les intempéries, à toutes les privations. Aux Indes, dans l'Afrique du Sud, il a été atteint à plusieurs reprises de fièvres paludéennes auxquelles il a failli plusieurs fois succomber.

Actuellement, il en ressent encore les atteintes, quoique atténuées ; mais, il se plaint surtout d'une grande difficulté de respiration, et d'une sensation générale de froid. La nuit surtout il est oppressé, et il est souvent réveillé par des quintes de toux que rien ne peut calmer.

La face et les mains sont cyanosées ; le cœur est gros, les bruits sont très accusés ; le pouls est souvent irrégulier. L'artère radiale dure, flexueuse, présente une hypertension de 22 centimètres.

Le malade éprouve une grande oppression pour monter quelques marches d'escalier.

Nous faisons une trentaine de séances du 27 février au 7 avril.

À ce moment, l'état du malade s'est notablement

amélioré; il tousse très peu, il a beaucoup moins d'oppression; ses artères, encore dures, sont moins tendues; il a moins de palpitations, moins de sensation de froid. Nous aurions voulu pouvoir prolonger le traitement pendant quelque temps encore, mais le malade est obligé de partir, à son grand regret.

Obs. 14. — M. M..., âgé de 46 ans, nous a été adressé par le docteur Muleur, de Grasse, le 27 mars 1906.

Ce malade est, depuis de longues années, sujet à des douleurs rhumatismales et à des poussées d'eczéma qui l'avaient d'abord fort peu préoccupé. Mais, il y a environ deux ans, sa respiration devenait plus difficile, surtout la nuit, ce qui lui était d'autant plus pénible qu'il pouvait à peine dormir. Il ressentait, en même temps, une impression de froid telle, qu'en prévision des souffrances que lui réservait la saison d'hiver, il a jugé prudent d'aller la passer sur le littoral.

Malgré ce changement de latitude, l'état du malade a empiré de plus en plus, et il s'en est suivi une grande dépression morale, au point qu'il se considère comme absolument perdu, et qu'il renonce à toute médication. Lorsqu'il se présente à notre cabinet, nous voyons un homme complètement démoralisé. La face et les mains sont cyanosées, l'artère radiale, dure, présente une tension de 22 centimètres. Nous faisons une première séance de lit condensateur, et aussitôt après le malade constate que sa respiration est plus facile. Après cinq ou six séances, le malade dort d'un sommeil paisible pendant plusieurs heures de suite, ce qui ne lui était pas arrivé depuis près d'un an. La cyanose a disparu, plus d'oppression, plus de toux, la sensation de froid a considérablement diminué. Enfin l'appétit est devenu bien meilleur, les digestions plus faciles. Le traitement a duré du 27 mars au 19 mai, en tout cinquante séances.

Le malade quitte Cannes à peu près complètement remis, tant au moral qu'au physique. Il peut faire, sans fatigue, de longues promenades. La tension artérielle est descendue à 17 centimètres.

Emphysème pulmonaire et asthme.

L'asthme et l'emphysème pulmonaire se rencontrent très fréquemment dans l'arthritisme, mais il est bien rare qu'ils existent seuls ; presque toujours ils sont accompagnés d'accidents goutteux, ou bien ils alternent avec des manifestations cutanées de cette diathèse, telles que, eczéma, prurigo d'Hébra, psoriasis, etc.

Dans les trois observations qui suivent ces affections ne sont nullement isolées, nous avons tenu cependant à les décrire séparément parce qu'elles constituent ici le phénomène le plus saillant parmi tous les autres syndromes arthritiques.

Obs. 1. — Mme B..., âgée de 60 ans, nous est

amenée par le docteur Bright, qui veut bien nous fournir sur elle les renseignements suivants :

Cette malade, issue de parents goutteux, a été atteinte, à l'âge de 27 ans, de pleuro-pneumonie grave à la suite de laquelle elle est venue passer tous les hivers dans le midi.

Elle a eu quelques atteintes rhumatismales, mais elle a surtout souffert, depuis plus de quinze ans, de poussées herpétiques sur la muqueuse naso-pharyngienne et laryngienne souvent accompagnées de bronchite et d'emphysème des deux poumons. En même temps, la malade ressentait, pendant la nuit, une oppression assez violente pour lui ôter tout sommeil. Incapable de faire la moindre marche sans éprouver des suffocations, elle passait la plus grande partie de sa vie dans sa chambre, ne descendant que de temps à autre, aux heures des repas, et ne sortant presque jamais, la moindre impression de froid déterminant une violente crise d'asthme. Le foie lui-même est défectueux, et à plusieurs reprises, il y a eu des crises hépatiques avec émissions de calculs. Le cœur est aussi sujet à des palpitations fréquentes, et la tension artérielle radiale dépasse 18 centimètres.

C'est dans ces conditions que la malade nous est amenée, le 7 décembre 1903.

La face est pâle, la respiration pénible. A l'auscultation, même à travers les vêtements, on entend de nombreux râles sibilants et muqueux sur toute la hauteur des deux poumons. La malade accuse, en outre, une sensation de froid sur tout le corps, mais principalement aux jambes et aux pieds.

Nous appliquons des courants de haute fréquence sur le lit condensateur pendant dix minutes.

8 décembre. — La malade a mieux respiré aussitôt après la séance, et cette amélioration a persisté jusqu'au soir. La nuit, l'oppression est revenue encore plus intense ; toutefois il y a eu quelques heures d'un sommeil entrecoupé. Lit condensateur, 12 minutes.

9 décembre. — Mieux très notable, nuit relativement bonne, moins d'oppression, séance de 15 minutes.

10 décembre. — L'amélioration continue malgré une journée pluvieuse qui, en d'autres temps, l'aurait certainement contrainte à garder la chambre. Moins d'oppression, très peu de râles dans la poitrine. Comme la malade a ressenti hier quelques étourdissements, nous ne faisons qu'une séance de 10 minutes.

11 décembre. — Les étourdissements ne se sont pas renouvelés. Nuit bonne, ni toux, ni oppression, malgré un temps toujours pluvieux.

Séance de quinze minutes.

12 décembre. — Toujours du mieux. La circulation est plus active, et la malade ressent plus de chaleur dans le corps et dans les membres inférieurs, alors que, jusqu'ici, cette chaleur était restée limitée aux mains et aux avant-bras.

13 décembre.—Nuit moins bonne, mais par suite d'un vent de mistral très violent. Pas d'oppression.

14 décembre. — Nuit excellente, toux légère.

15 décembre. — Sommeil bon ; la toux a cessé ; du reste, aucun râle dans les poumons.

16, 17, 18 décembre. — Même état. Le docteur Bright a constaté que la quantité d'acide urique éliminée en vingt-quatre heures, d'abord très faible, a augmenté progressivement. Cette augmentation, peu appréciable au début du traitement, s'est élevée progressivement au taux de 35 cgr. par litre, taux où elle se maintient depuis quelques jours.

Du reste, l'état général de la malade est aussi satisfaisant que possible ; elle sort tous les jours, quel que soit le temps, et elle ne s'en trouve pas désagréablement impressionnée.

19 décembre. — En présence de cette amélioration de plus en plus manifeste, nous décidons de ne faire désormais que trois séances par semaine. A partir de ce moment, et malgré le temps humide qui a persisté presque tout l'hiver, la malade ressent un bien-être qu'elle n'avait pas éprouvé depuis bien des années. Elle nous disait elle-même : « J'étais si souffrante depuis tant d'années, si dégoûtée de la vie, que je voyais venir la mort comme une délivrance. Aujourd'hui, je me sens renaître et suis heureuse de vivre. »

Nous avons continué néanmoins le traitement avec des séances plus ou moins espacées, la malade s'empressant de venir nous trouver dès qu'elle ressentait le moindre malaise. Le nombre de séances a été de soixante-dix depuis le début du traitement (7 décembre) jusqu'à fin mai. Plus de crise d'asthme, plus d'oppression, plus de râles dans la poitrine, plus d'insomnie. La malade peut faire, sans fatigue, d'assez longues promenades. Le foie paraît normal, plus de colique hépatique. Le cœur fonctionne bien et n'a plus de ces palpitations qui, venant par accès, étaient si pénibles pour la malade. Enfin la tension artérielle est descendue à la normale, soit 15 c. 1/2.

La malade, après avoir passé un excellent été, est venue nous revoir au mois de décembre 1904, parce qu'elle éprouvait quelque difficulté à se réchauffer ; il a suffi de quatre ou cinq séances pour rétablir la circulation.

Elle revient au mois d'avril, sentant encore sa circulation un peu ralentie ; mais pendant tout l'hiver, elle a pu sortir presque tous les jours, et elle n'a pas éprouvé la moindre indisposition : ni toux, ni oppression, ni palpitations, ni coliques hépatiques, ni douleurs d'aucune sorte.

Nous faisons quelques séances qui ramènent la circulation normale ; enfin dans le courant de mai, nous faisons une vingtaine de séances, plutôt à titre préventif.

L'été s'est passé encore sans incidents, mais les premiers froids ramènent un ralentissement de la circulation, avec palpitations et sentiment d'oppression, aussi la malade s'empresse-t-elle de recourir au lit condensateur afin, dit-elle, de se réchauffer.

Nous continuons le traitement tout l'hiver, à raison de deux séances, en moyenne, par semaine, et, sauf une petite fièvre grippale qui est survenue dans la seconde quinzaine d'avril, la malade s'est aussi bien portée que possible.

Ainsi, depuis trois ans et à part quelques légères indispositions de peu de durée, nous pouvons dire que, grâce au traitement par les courants de haute fréquence, la santé de la malade a changé du tout au tout, les symptômes d'emphysème ne se sont pas renouvelés; elle a plus de vitalité, plus d'énergie, tandis que tous les traitements qu'elle avait suivis jusqu'alors avaient été désespérément inefficaces.

OBS. 2. — Mlle B..., âgée de 67 ans, nous est adressée par le docteur Bright le 22 février 1904, pour des douleurs rhumatismales et surtout pour de l'emphysème pulmonaire d'origine arthritique, qui lui occasionne une toux souvent très pénible et l'empêchant parfois de dormir.

Elle est, en outre, très sensible au froid, et sa circulation générale est très défectueuse.

. Nous faisons vingt-trois séances consécutives de lit condensateur, du 22 février au 19 mars, jour du départ de la malade.

Ce traitement quoique un peu écourté, n'en a pas moins produit un excellent effet. Nous avons eu des nouvelles de la malade en avril 1906, et nous avons appris que l'amélioration obtenue s'était encore accentuée depuis le traitement.

OBS. 3. — M. le général M..., âgé de 76 ans, nous a été amené par le docteur Redon, le 9 avril 1906.

Ce malade a toujours eu une circulation générale très défectueuse, et, depuis son enfance jusqu'à un âge avancé, il souffrait tous les hivers d'engelures aux extrémités. Il était fréquemment atteint de douleurs rhumatismales musculaires, mais ses articulations ont toujours été indemnes.

Depuis quelques années, il éprouve de l'oppression, de la toux ; les digestions sont difficiles et parfois douloureuses, céphalées fréquentes, presque quotidiennes, s'accompagnant d'étourdissements. Le malade dort mal ; il est fréquemment obligé de s'asseoir pour respirer. Il existe un état cyanotique de tout le corps, surtout aux mains et à la face sur laquelle on remarque un très grand nombre de vésicules dilatées.

On constate de la dilatation du cœur avec ectasie aortique. La tension artérielle est de 21 centimètres.

Nous faisons une première séance, de courte durée, et de faible intensité (200 milliampères), le 9 avril, et dès le lendemain le malade avait mieux dormi, et il respirait plus facilement. Nous augmentons alors l'intensité du courant, mais dès le soir même, le malade a éprouvé de l'agitation, de la céphalée, de l'insomnie, et il était absolument décidé à renoncer au traitement. Nous arrivons cependant, à le décider à faire un nouvel essai et nous revenons aux doses faibles. Peu à peu le malade se sent mieux : moins d'oppression, moins de toux, nuits meilleures ; la cyanose de la face et des mains diminue ; enfin il y a plus de sensation de chaleur, mais cette sensation n'atteint pas les membres inférieurs. Comptant pouvoir, sans inconvénient et en raison de l'accoutumance acquise, augmenter l'intensité du courant, nous le portons à 400 milliampères, mais dès le jour même et quelques heures après, les mêmes phénomènes d'agitation se renouvellent, et le malade passe la nuit entière sans sommeil. Nous recommençons donc les doses faibles, suivies des mêmes heureux résultats, mais sans toutefois arriver à réchauffer les pieds.

Nous nous sommes alors demandé, si l'agitation qui avait suivi l'augmentation du courant n'était pas due plutôt à l'impression morale qu'à l'action physiologique. Nous avons donc augmenté encore une fois l'intensité, mais sans en faire part au malade, et sans qu'il puisse s'en rendre compte en regardant l'ampèremètre qui était placé derrière lui.

Le lendemain celui-ci, très abattu, nous dit qu'il avait été fortement agité dès la soirée et qu'il avait passé une très mauvaise nuit. Il était d'autant plus inquiet de cet état qu'il était convaincu qu'il n'avait rien fait pour le provoquer.

Nous le rassurâmes de notre mieux en lui en expliquant la cause, et suffisamment renseigné par cette expérience, nous nous en sommes, dès lors, tenu à la dose de 200 milliampères, nous contentant de porter successivement la durée de la séance à 10, 11, et 12 minutes, ce que nous avons pu faire sans aucun inconvénient.

Le traitement a duré du 9 avril au 1er juin, soit, en tout, cinquante séances.

Le malade se sent aussi bien que possible, tant au point de vue de la respiration que de la circulation. Toutefois les digestions restent encore parfois difficiles. La tension artérielle est descendue à 17 centimètres.

Nous avons tenu à insister sur ce cas, car il démontre que quelques malades supportent difficilement les courants de haute fréquence, ce n'est pas cependant une raison pour y renoncer. Il suffit d'employer une intensité faible et de s'y maintenir, et de n'augmenter la durée de la séance que progressivement et en surveillant de près les phénomènes subjectifs.

Le traitement sera plus long, mais les résultats n'en resteront pas moins acquis.

Obésité.

L'obésité est, sans conteste, une maladie arthritique. On l'observe surtout chez les individus dont les ascendants étaient soit obèses, soit goutteux, rhumatisants, eczémateux, etc. Mais, comme toutes ces autres maladies arthritiques, elle peut être acquise, et due à une alimentation exagérée, jointe à une vie trop sédentaire. Du reste, il est bien rare que l'obésité existe seule, elle s'accompagne le plus souvent d'autres symptômes de l'arthritisme, hypertrophie du foie, diabète, eczéma, emphysème, artério-sclérose, etc.

L'obésité peut être localisée à telle ou telle région du corps, mais le plus souvent elle est générale, et on a observé que, chez l'obèse, il y a une déchéance des globules rouges du sang, symptomatique d'une diminution de sa capacité respiratoire. Comme les autres manifestations de l'arthritisme, cette affection sera donc justiciable du traitement par les courants de haute fréquence. Nous regrettons toutefois de n'avoir jamais eu l'occasion de l'expérimenter. Il nous a bien été donné de constater parfois une diminution de poids, chez des personnes à qui nous donnions nos soins pour du diabète ou de la goutte, mais nous n'avons jamais eu affaire à un véritable polysarcique.

Nous n'hésiterions pas cependant à appliquer ce traitement si l'occasion s'en présentait, et nous pensons que nous aurions toutes chances d'obtenir un résultat favorable. Du reste, à l'action des courants de haute fréquence sur les troubles trophiques, il serait utile d'ajouter celle d'autres moyens qui en augmenteraient l'efficacité : c'est ainsi que le bain de lumière, avec température élevée, en favorisant l'élimination par la peau, aurait, ce nous semble, une action importante ; mais il serait utile de s'en servir avec prudence et de ne le donner que de courte durée, afin de ne pas amener trop brusquement, en dilatant violemment les vaisseaux capillaires, un brusque déséquilibre dans la circulation. Un autre moyen, préconisé par Larat et Gautier, consiste à plonger le malade dans un grand bain à travers duquel on ferait passer un courant sinusoïdal aussi intense que le malade pourrait le supporter. Il en résulterait un massage général qui aurait pour action de réduire l'embonpoint en favorisant les résorptions. Enfin, dans le cas d'adipose locale, on pourrait toujours, dans le bain, appliquer un électrode, soit fixe, soit sous forme de rouleau, sur la région que l'on voudrait faire diminuer.

Diabète.

Le diabète est, le plus souvent, une manifestation de l'arthritisme ; a pour origine une perversion dans la circulation du foie, soit qu'il y ait vaso-constriction et par conséquent ralentissement dans les fonctions de l'organe, soit qu'il y ait vaso-dilatation, c'est-à dire exagération de ces fonctions.

Dans le premier cas, le sucre n'est pas suffisamment transformé, et il y a élimination du résidu ; dans le second cas, il y a une surproduction de sucre et élimination de cet excès. Ce sont ces deux états que le professeur Gilbert, et après lui le docteur Verdalle (1) ont désigné sous les noms d'anhépathie et d'hyperhépatie.

Le problème consiste donc à ramener l'équilibre dans la circulation du foie et nous avons vu, dans l'étude de l'action physiologique des courants de haute fréquence, que c'est là précisément le résultat que l'on obtient par leur application.

MM. d'Arsonval et Charrin ont cité plusieurs cas d'amélioration considérable, sinon de guérison complète du diabète, obtenue par le lit condensateur. Apostoli et Berlioz en ont aussi rapporté un certain nombre d'observations. Toutefois ce traitement n'a pas donné le même résultat entre les mains de tous les expérimentateurs et quelques-uns les ont même absolument niés. Nous avons eu, pour notre part, trois cas de diabète à traiter ; nous en publions ci-après les observations.

Obs. 1.— M. Edouard G..., âgé de 70 ans, envoyé par le docteur Bernard, le 14 décembre 1901, arthritique, issu de parents arthritiques, a été atteint d'eczéma depuis l'âge de 26 ans.

(1) Dr Verdalle, Action des eaux chlorurées sodiques arsenicales sur le diabète, 1906.

Il a eu de nombreuses attaques de rhumatisme goutteux, en moyenne deux par an, qui l'obligeaient à garder le lit pendant deux ou trois semaines.

Il y a un an environ, on a reconnu la présence de sucre dans les urines, mais l'analyse a été égarée, et le malade ne se souvient plus quelles étaient les proportions.

Une analyse faite quelques jours avant, le 2 décembre 1901, donne les résultats suivants :

```
Albumine   0,10 cent. par litre,   0,17 par 24 heures
Sucre       20,00 gr.      —       34,00      —
```

Après 45 séances à peu près quotidiennes, du 14 décembre au 5 février 1902, l'analyse donne :

Albumine traces indosables.
Sucre   5 gr. 06 cent. par litre, 8 gr. 855 par 24 heures.

Nous ne faisons plus que trois séances par semaine.

Analyse du 2 mars :

```
Albumine traces indosables.
Sucre      6 gr. 50 par 24 heures
```

Nous faisons deux séances seulement par semaine et le 6 avril l'analyse donne :

```
Albumine néant
Sucre      néant
```

En même temps l'eczéma de la face avait presque entièrement disparu.

Nous avons revu le malade en 1903 et en 1904, il

nous a assuré que depuis son traitement il n'y avait plus eu trace d'albumine ni de sucre.

Nous avons appris qu'il avait succombé en 1904, à la suite d'une congestion pulmonaire.

Obs. 2. — M. Ch..., âgé de 64 ans, nous est envoyé par M. le docteur Raynaud, de Grasse.

Ce malade a éprouvé de temps à autre des douleurs rhumatismales, mais sans avoir été obligé de garder le lit. Cependant, depuis cinq ou six mois il sentait ses forces diminuer assez rapidement ; l'appétit, autrefois excellent, avait disparu pour faire place à une véritable anorexie ; en même temps était survenu un amaigrissement rapide, pâleur de la face, insomnie, etc...

C'est alors que, inquiet de ces phénomènes alarmants, il fait appeler le docteur Raynaud qui juge utile de faire analyser les urines. L'analyse décèle la présence d'une assez grande quantité de sucre, environ 32 gr. par jour.

Considérant ce diabète comme symptomatique de l'arthritisme, il conseille au malade de venir faire un traitement par les courants de haute fréquence.

Lorsqu'il se présente à nous, le 17 février, nous constatons une circulation périphérique très défectueuse ; les mains sont rouges, fréquemment tuméfiées, les ongles cyanosés. Le malade éprouve une sensation de froid sur tout le corps, et il a beaucoup de peine à se réchauffer.

Nous commençons le traitement par des séances quotidiennes de courants de Haute-Fréquence ; puis nous espaçons ces séances de deux, puis de trois jours, et enfin nous terminons le traitement le 8 mai, après avoir fait, en tout, une trentaine de séances. L'analyse des urines, qui donnait 32 gr. par jour le 16 février, était descendue rapidement à 2 gr. le 10 mars, et une dernière analyse le 10 avril ne décèle aucune trace de sucre. En même temps l'état général du malade est très heureusement modifié dès les premières séances. La circulation se fait mieux, la cyanose et le gonflement des mains disparaît, le malade ne ressent plus l'impression de froid ; l'appétit devient meilleur, les digestions sont faciles. En un mot le malade se sent aussi bien que possible et son poids a augmenté de six kilogs en moins de trois mois. Il est venu nous voir le 15 mai 1906, et nous avons eu la satisfaction de constater que sa santé est demeurée excellente, et que le sucre ne s'est plus reproduit dans ses urines.

Obs. 3. — Mme R..., âgée de 56 ans, nous est envoyée par le docteur Antoine Hugues.

Fille de père diabétique mort de tuberculose, son grand-père paternel était asthmatique ; la grand-mère était goutteuse, et notre malade se souvient que ses mains étaient tellement déformées qu'elles avaient fortement frappé son imagination d'enfant. Le frère est mort du diabète à l'âge de 53 ans.

Il y a 12 ans environ, la malade a éprouvé des vertiges qui ont fait penser à analyser les urines, dans lesquelles on a découvert la présence du sucre en faible quantité, de 4 à 6 grammes par litre.

Depuis cette époque et malgré un régime diététique soigneusement observé, le diabète a été en augmentant par à-coups, à la suite de peines morales réitérées, et restant stationnaire dans les intervalles.

Les analyses que nous avons pu nous procurer donnent les résultats suivants :

8 janvier 1904, 30 gr. 20 par litre ;

17 janvier 1904, 16 gr. par litre (après un traitement de 18 jours à Vichy) ;

15 avril 1905, 28 gr. 60 par litre, soit 57 gr. 20 par 24 heures.

La malade nous a été adressée le 2 mai 1905, et nous faisons 22 séances consécutives qui ont ramené les proportions du sucre à 25 gr. 5 par litre soit 44 gr. par 24 heures.

Mais nous étions en fin de saison et le traitement n'a pu être continué.

Le 6 janvier 1906, le dosage du sucre donne 50 gr. 60 par litre, et 130 gr. par 24 heures.

Nous recommençons le traitement par les courants de Haute-Fréquence, en faisant des séances à peu près quotidiennes jusqu'au 8 février. A cette époque l'analyse donne :

3 gr. 20 par litre, et 6 gr. 40 par 24 heures.

Le 8 mars, très légère augmentation, 4 gr. 30 par litre soit 9 gr. 3 par 24 heures.

Nous continuons le traitement en espaçant un peu plus les séances, environ quatre par semaine jusqu'au 27 mars. A ce moment la malade est prise de coliques hépatiques avec hypertrophie considérable du foie. Cet état l'oblige à garder la chambre pendant un mois, d'où suspension complète du traitement.

Malgré cela la proportion du sucre a très peu

augmenté ; soit : 4 gr. 75 par litre, 10 gr. 90 par 24 heures.

Tels sont les trois seuls cas de diabète que nous ayons eu à traiter par les courants de haute fréquence ; les deux premiers semblent avoir été produits par une insuffisance de la circulation du foie (anhépathie) le troisième, au contraire, est consécutif à une exagération de ses fonctions (hypérhépathie). Comme on le voit la guérison a été complète pour les premiers malades, l'amélioration considérable pour la dernière, au point que M. le professeur Tessier, de Lyon, qui connaît et a suivi la malade pendant de longues années, nous a fait demander la relation de ce cas, lequel l'a beaucoup intéressé.

Comment ont agi ces courants? Evidemment par leur action spéciale sur les vaso-moteurs, dans les deux cas d'anhépathie, en excitant la circulation hépatique, tandis que dans le cas d'hyperhépathie, c'est par leur action directe sur les échanges cellulaires.

Doit-on conclure de ces trois observations que tout diabète sera guéri par l'application des courants de haute fréquence? Ce serait par trop téméraire, et il faudrait pouvoir nous appuyer sur un grand nombre d'observations, pour nous permettre une pareille affirmation. Du reste, les insuccès accusés par d'autres électrothérapeutes doivent nous rendre circonspects. Faut-il, d'autre part, ne voir, dans ces trois cas heureux, qu'une simple coïncidence, une question de chance ? Peut-être, mais peut-être aussi y a-t-il lieu de tenir compte de notre manière d'appliquer le traitement.

Il résulte, en effet, de ces observations que les séances ont été quotidiennes, au moins pendant le premier mois, et que ce n'est qu'après avoir obtenu une diminution considérable de la quantité du sucre que nous avons espacé les séances, tout en les renouvelant environ trois fois par semaine.

Ce n'est pas ainsi que nous avons vu procéder chez les confrères que nous avons visités. Ceux-ci se contentaient généralement de deux séances par semaine, rarement trois, et on ne saurait s'étonner si, dans ces conditions, les résultats ne sont pas toujours semblables.

Nous ne saurions donc trop insister sur ce fait que, à notre avis, dans le traitement de l'arthritisme en général, et principalement dans le traitement du diabète, il sera indispensable de faire des séances quotidiennes, au moins pendant le premier mois du traitement, et on ne devra espacer ces séances qu'après que l'on aura constaté une très importante diminution dans le dosage du sucre.

Goutte.

Sous le nom de *goutte* nous embrasserons toutes les manifestations articulaires de l'arthritisme, y compris les affections, mono ou polyarticulaires que l'on a désignées sous le nom de *rhumatisme noueux, arthrite sèche, rhumatisme chronique,* etc.

Nous estimons, en effet, que, ces arthropathies diverses étant, de même que la goutte, une névrose vaso-trophique, il n'y a aucun avantage à considérer si cette névrose se manifeste d'abord aux pieds, comme dans la goutte, ou aux mains comme dans le rhumatisme noueux. Et il nous paraît d'autant plus inutile de maintenir ces divisions, qu'il n'est pas rare de rencontrer chez le même malade, à la fois, les manifestations de la goutte et celles du rhumatisme déformant.

Dans l'une ou l'autre de ces maladies, ce sont généralement les petites articulations qui sont

les premières atteintes ; puis l'arthrite se manifeste aux grosses articulations, et même aux
articulations intervétébrales. En un mot, la maladie a tendance à se généraliser de la périphé-
rie vers le tronc ce qui s'explique facilement par
le fait que la circulation est d'autant plus ralentie que l'on s'éloigne davantage du cœur.

Ainsi qu'on pourra en juger par les observations qui suivent, les courants de haute fréquence, en rétablissant, d'une part, l'équilibre
dans les fonctions organiques ; en favorisant,
d'autre part, l'élimination des produits de désassimilation qui encombrent les tissus, ont sur
cette maladie une action vraiment héroïque.

Ce n'est pas à dire, pour cela, que l'on ne doive
pas soumettre les goutteux à un régime diététique sévère, mais il ne faut pas oublier que
l'exagération de cette sévérité peut être parfois
nuisible au malade. Ainsi que nous l'avons dit,
on peut être goutteux de deux façons : par exagération de la nutrition et par insuffisance d'é-
limination des déchets de la nutrition. Si,
dans le premier cas, une diététique sévère est
absolument indispensable, dans le second cas
cette diététique peut affaiblir le malade, au point
qu'il n'a plus la force de réaction nécessaire
pour obtenir cette élimination. Il n'y a donc pas

un régime unique pour tous les goutteux, mais chaque goutteux doit avoir son régime propre, que l'on établira d'après la cause déterminante de sa maladie, l'état de ses organes, le degré de sa tension artérielle, etc.

Obs. 1. — M. le docteur L..., âgé de 41 ans, fils de père et de mère arthritiques, a été pris, en 1882, à l'âge de 22 ans, d'une pneumonie double infectieuse, dans le cours de laquelle les articulations coxo-fémorales et scapulaires devinrent le siège d'une arthrite aiguë tellement douloureuse que le séjour au lit devint impossible.

Pendant plus de deux semaines le malade passa ses jours et ses nuits dans un fauteuil, sans même pouvoir s'appuyer sur le dossier. Une longue convalescence de six mois passés sur le littoral fut nécessaire pour lui permettre de recouvrer la santé. Mais depuis lors, et d'une façon pour ainsi dire ininterrompue, il a éprouvé successivement presque toutes les manifestations de l'arthritisme : eczéma, alternant avec des poussées d'emphysème, diarrhées brusques et impérieuses succédant à des périodes de constipation, entérite muco-membraneuse, selles sanguinolentes consécutives à de violentes coliques, crises gastriques, gonorrhées interminables, fluxions articulaires. Le moindre excès de régime, un demi-verre de vin de Bourgogne, lui déterminaient presque toujours un ou plusieurs de ces accidents.

C'est dans ces conditions que nous avons commencé le traitement par les courants de haute fréquence sur le lit condensateur, le 7 janvier 1902. Au bout des deux ou trois premières séances les douleurs articulaires et le gonflement avaient déjà cessé ; la diarrhée ne tarda pas à disparaître à son tour, et si, de temps à autre, dans le courant du traitement, il survient une poussée soit du côté de l'intestin, soit aux articulations, elle est toujours consécutive à un de ces écarts de régime dont le malade est assez coutumier.

Le traitement est continué jusqu'à la fin de février, d'abord par des séances quotidiennes, puis trois fois par semaine.

A partir de ce moment, le malade se sent aussi bien que possible, et ce n'est qu'à titre préventif que nous faisons de temps en temps quelques applications, 23 en tout, entre le 3 mars et la fin mai 1902.

Depuis cette époque, le malade n'a ressenti aucune atteinte de goutte, malgré un régime des moins hygiéniques, surtout pendant un voyage qu'il a fait en Russie, dans l'été de 1903, voyage dans lequel il a maintes fois victorieusement démontré à ses hôtes que son estomac était à la hauteur de leurs pantagruéliques agapes.

Ce n'est que le 6 novembre 1905, que la justice immanente des choses le ramène, moins contrit qu'humilié, à notre cabinet ; mais une quinzaine de séances suffisent à le débarrasser de ses quelques misères.

Enfin, le 6 avril 1906, il est pris de goutte au pied droit. Il a suffi de deux séances pour faire disparaître douleur et gonflement.

Obs. 2. — Mme M..., âgée de 56 ans, nous est adressée par le docteur Lhuillier, le 15 février 1902.

Cette malade éprouve, depuis un certain nombre d'années, des douleurs aux pieds, aux mains et aux genoux, mais à aucune époque elle n'a eu à garder le lit. Toutefois ces douleurs ont progressivement augmenté de fréquence et d'intensité, et lorsque nous voyons la malade, les genoux sont tuméfiés, douloureux, la marche est pénible, enfin il existe un état de raideur dans la plupart des autres articulations, mais surtout à celles des doigts.

Du 15 février au 5 mai, nous faisons quarante-six séances de lit condensateur. Dès les premières, elle a éprouvé un grand soulagement, et lorsque nous cessons le traitement, la malade peut faire sans fatigue de longues promenades à pied qu'elle n'aurait pas pu faire depuis plusieurs années.

Les douleurs ne se sont reproduites que trois ans après, en avril 1905, et il a suffi de quelques séances pour les faire disparaître. Elles n'ont pas récidivé depuis cette époque.

Obs. 3. — Le marquis de F..., âgé de 47 ans, nous est adressé par le docteur Chuquet, le 4 mars 1903.

Ce malade, très obèse (il pèse 136 kilos), a été atteint, à l'âge de 40 ans, d'un accès de goutte aux deux pieds, puis au poignet gauche. Ces accès se sont renouvelés assez fréquemment depuis cette époque, mais peu intenses et de courte durée.

Il y a un mois, il a été pris d'un accès plus violent qui l'a tenu au lit pendant vingt-quatre jours, et, au moment de sa visite, il éprouve encore une grande difficulté à marcher. Les articulations médio-tarsiennes et les phalanges des orteils sont tuméfiées et douloureuses.

Du 4 au 13 mars nous faisons neuf séances de lit condensateur. Dès les premières, nous avions obtenu une amélioration notable ; à la septième, les pieds avaient presque totalement désenflé, sauf aux orteils. A la neuvième séance, il n'y a plus aucun gonflement ; les douleurs ont complètement disparu.

Obs. 4. — M. L..., âgé de 55 ans, nous est adressé par le docteur Gérard, le 27 novembre 1903, avec le diagnostic de rhumatisme goutteux.

Ce malade a eu, en 1890, de légères poussées d'eczéma qui sont devenues plus intenses depuis 1892, et, il y a cinq ou six ans, elles alternaient avec de violents accès d'asthme. Cet état a été traité avantageusement par l'iodure de potassium.

Actuellement, il n'y a ni oppression, ni manifestation cutanée, mais les articulations des phalanges sont tuméfiées, douloureuses et les mouvements de flexion très limités.

Six séances, du 27 novembre au 6 décembre, ont suffi pour faire disparaître douleur et tuméfaction, et le malade peut se servir de ses mains comme auparavant.

Obs. 5. — M. F..., âgé de 65 ans, nous est adressé par le docteur Castelbou, le 30 avril 1903.

Il y a sept ans, il a eu une première atteinte de goutte aux deux pieds. Cet accès s'est renouvelé tous les ans, depuis cette époque, en augmentant d'intensité et de durée ; celui de l'an dernier l'a condamné à un repos de deux mois.

L'accès actuel dure depuis trois mois, et le malade est resté couché pendant sept semaines ; pour la première fois, les genoux ont été atteints. Au moment où nous voyons le malade, c'est surtout le pied gauche qui est tuméfié ; la circonférence, au niveau des articulations médio-tarsiennes, est de 28 centimètres, tandis qu'elle n'est que de 25 centimètres au pied droit, lequel est beaucoup moins douloureux.

Après cinq séances consécutives, les deux pieds sont complètement désenflés et leur circonférence n'est plus que de 22 centimètres. Il n'y a pas de douleur, la marche est très facile, nous faisons encore dix séances nouvelles entre le 6 avril et le 15 mai, soit en tout, quinze séances. Le malade n'éprouve ni douleur, ni fatigue, et il déclare qu'il n'a jamais ressenti un pareil bien-être.

Trois ans se sont écoulés depuis cette époque et le malade n'a plus ressenti aucune douleur.

OBS. 6. — Mme A..., âgée de 58 ans, nous est adressée par le docteur Hudellet, de Bourg.

Il y a douze ans, cette malade a été prise de rhumatisme goutteux aux deux genoux. Depuis cette époque, ses articulations sont demeurées plus ou moins tuméfiées et douloureuses. Elle faisait tous les ans une saison à Aix-les-Bains, qui améliorait son état pour un temps, mais dès le commencement de l'hiver, les douleurs revenaient et la tenaient généralement jusqu'à la saison suivante.

Au moment où elle se présente à nous, le 28 décembre 1903, nous constatons que les genoux sont gonflés et qu'ils sont le siège d'une douleur assez vive qui fait que la malade marche difficilement. Elle accuse, en outre, une névralgie sciatique du côté gauche.

Nous faisons quarante séances de lit condensateur, du 28 décembre au 6 février. Les genoux sont complètement désenflés, et indolores ; la malade peut faire de longues promenades sans fatigue.

Nous avons eu, depuis, fréquemment de ses nouvelles. Les douleurs ne se sont pas renouvelées, et la malade a pu, pendant de longs mois, supporter des fatigues de jour et de nuit, ce qu'elle n'aurait pu faire avant son traitement.

Obs. 7. — M. H. F..., âgé de 63 ans, nous est adressé par le docteur Marc Dougall, le 26 janvier 1904.

Ce malade, qui a été atteint de douleurs rhumatismales aux genoux, en août 1903, se plaint aujourd'hui de sensation de froid, d'oppression, de palpitations, d'anorexie.

Les parois artérielles paraissent saines, mais on constate un degré élevé d'hypertension artérielle (21 centimètres).

Nous faisons une douzaine de séances du 26 janvier au 26 février. L'oppression a disparu dès les premières séances, les palpitations ont cessé, l'appétit est devenu bien meilleur ; enfin la tension artérielle radiale est descendue à 18 centimètres.

Obs. 8. — M. Tw... nous a été adressé de Londres par un de nos amis, en mars 1903. Ce malade, âgé de 62 ans, avait été pris, il y a deux ans, de rhumatisme goutteux aux orteils, et quelques mois après, la diathèse s'est manifestée aux mains. Cet état a persisté malgré tous les traitements suivis, et c'est en désespoir de cause qu'il se décide à venir à Cannes, pour y suivre le traitement électrique.

9 mars 1903. — Le malade marche péniblement ; les pieds sont tuméfiés, les articulations des phalanges sont grosses et à demi ankylosées.

La tension artérielle est de 20 centimètres.

Comme le malade ne peut séjourner que peu de temps, nous décidons de faire deux séances quotidiennes de lit condensateur.

En dix jours, du 9 au 18 mars, nous faisons 17 séances. Le malade part entièrement satisfait de son état. Les pieds ont désenflé, la marche est facile ; le malade peut saisir avec les mains des objets qu'il lui eût été impossible de prendre depuis longtemps.

La tension artérielle est descendue à 18 centimètres.

Le 2 juillet, le malade nous écrivait qu'il s'était fort bien porté depuis son départ de Cannes, et que non seulement il n'avait pas eu de nouvelles atteintes de goutte, mais que l'amélioration avait continué et qu'il se sentait beaucoup plus fort.

Nous l'avons revu à Londres le 5 août. Il était en excellent état de santé, et nous avons pu nous promener ensemble, dans son parc, pendant près de deux heures, sans qu'il ressentît la moindre fatigue.

Obs. 9. — M. Sp..., âgé de 60 ans, nous est adressé par le docteur sir Henry Blanc, le 6 avril 1903.

Né de parents goutteux, ce malade a eu, il y a cinq ans, une attaque de goutte aux deux mains qui a duré près de deux mois, et qui a laissé des dépôts tophacés sur la plupart des articulations des doigts. Les mouvements de flexion sont difficiles et pénibles. La tension artérielle est de 21 centimètres.

Du 6 au 16 avril, époque à laquelle le malade est obligé de quitter Cannes, nous faisons neuf séances quotidiennes.

Au bout de ce temps, les nodosités ont diminué de volume et de dureté, la flexion des doigts est facile et ne détermine pas de douleur. La tension artérielle est de 18 centimètres.

Obs. 10. — M. J. ., âgé de 47 ans, nous est adressé par le docteur Révillet, le 2 mai 1903.

Il a éprouvé, il y a une douzaine d'années, à la suite d'une partie de chasse, une atteinte de rhumatisme à l'épaule droite qui a duré huit jours, et qui ne s'est pas renouvelée depuis.

Il y a quinze jours, à la suite d'une promenade au bord de la mer, il a été pris de frisson, et une nouvelle attaque rhumatismale s'est déclarée à l'épaule et au coude droits.

Au moment où nous voyons le malade, nous constatons une tuméfaction considérable de l'épaule, qui est le siège de violentes douleurs. Au bout de trois séances, le malade ressent un grand soulagement, il dort bien, et il peut imprimer à son bras des mouvements assez étendus sans provoquer de douleur.

Nous continuons le traitement jusqu'au 23 mai, en tout quinze séances.

Le malade se sent aussi bien que possible, et nous jugeons inutile de prolonger le traitement.

Depuis cette époque le malade n'a ressenti aucune douleur.

Obs. 11. — M. Paul M..., âgé de 45 ans, nous est adressé par le docteur Escarras, le 12 mai 1903. Depuis plusieurs mois, il ressentait de légères douleurs à l'épaule gauche, mais il ne crut pas devoir s'en préoccuper.

Il y a trois jours, à la suite d'un refroidissement, ces douleurs se sont brusquement déclarées très violentes, au point de l'empêcher de dormir.

L'épaule est tuméfiée, les mouvements sont, très douloureux.

Nous faisons une séance de lit condensateur de dix minutes de durée.

Dès le lendemain, le malade a ressenti un soulagement très manifeste, et il a passé une bonne nuit.

Du 12 au 16 mai nous faisons cinq séances au bout desquelles, le gonflement et les douleurs ayant complètement disparu, le malade suspend le traitement.

Aucune nouvelle atteinte depuis cette époque.

Obs. 12. — M. Clément S..., âgé de 52 ans, jardinier, nous est adressé par le docteur Chuquet, le 22 décembre 1902.

Sans antécédents arthritiques, il a été atteint, en

février 1876, habitant un logement humide, de rhumatisme articulaire qui l'a mis dans l'impossibilité
de travailler pendant quatre mois. Depuis cette époque, il a eu plusieurs attaques, mais moins violentes.

En 1889, nouvelle crise très violente, qui s'est
renouvelée l'année suivante, et a encore occasionné
une incapacité de travail de trois mois environ.

En septembre 1902, crise plus violente encore que
les précédentes. Toutes les médications ont été vaine-
ment tentées au point que le malade, désespéré, se
refuse à tout nouvel essai. Du reste son estomac est
dans un état tel, qu'il peut à peine supporter quelques
gouttes de lait pour toute nourriture. Aussi a-t-il
considérablement maigri, ne pesant plus que 52 kilos,
alors que son poids habituel était de 70 kilos.

Manque absolu de sommeil, état de faiblesse générale au point que ce n'est qu'avec les plus grandes
difficultés et supporté par deux personnes, qu'il peut
arriver à notre cabinet.

Nous constatons que les deux genoux et les deux
pieds sont tuméfiés et très douloureux; le malade
est pâle et déprimé. Sa tension artérielle n'est que
de 9 centimètres. Nous faisons une séance de quinze
minutes sur le lit condensateur. Aussitôt après la
séance, le malade éprouve un certain soulagement.

Le 23 décembre, la nuit a été assez bonne; le
malade a pu dormir plusieurs heures, alors qu'il
était privé de tout sommeil depuis plusieurs semaines. Les mouvements de flexion et d'extension
des genoux et des pieds sont beaucoup moins douloureux. Toutefois l'articulation du poignet droit
s'est prise.

24 décembre. — L'amélioration continue ; le malade a pu prendre quelque nourriture ; les forces augmentent. Il peut marcher quelques pas, sans douleur, appuyé sur une seule personne. Le poignet est toujours douloureux.

25 décembre. — La douleur du poignet a presque complètement disparu. Le malade s'alimente de mieux en mieux ; il dort la nuit entière sans s'éveiller.

Nous continuons les séances quotidiennes jusqu'au 12 janvier 1903. Le malade, de plus en plus fort, peut travailler pendant plusieurs heures ; les articulations sont tout à fait désenflées. Il ne reste, comme manifestation goutteuse, que deux tophus situés à la main droite.

A partir de ce moment, nous faisons deux séances par semaine, jusqu'à fin janvier. L'un des tophus de la main droite est complètement résorbé, l'autre a diminué de volume.

Nous continuons le traitement en espaçant de plus en plus les séances : six en février, quatre en mars, trois en avril.

Le malade a l'aspect d'un homme en parfait état de santé, son poids a augmenté de sept kilos, sa tension artérielle est montée à 15 centimètres.

Nous avons revu le malade en octobre 1903. Il a passé un excellent été, sans aucune atteinte. Sa santé paraît excellente.

Au mois de janvier 1904, il survient un léger gonflement du gros orteil du pied droit assez douloureux. Trois séances suffisent pour en obtenir la guérison.

Le 7 avril 1904, accès de goutte à l'articulation tibio-tarsienne du pied droit. Après trois séances, la douleur et la tuméfaction diminuent considérablement, mais il survient un gonflement de la main droite qui est très douloureux. Après sept ou huit séances, tout rentre dans l'ordre.

Après avoir passé tout l'été absolument indemne, le malade a travaillé dans un endroit humide, et il est pris, le 10 novembre 1904, de douleurs au pied gauche, assez violentes pour l'empêcher de dormir ; une douzaine de séances ont suffi pour se rendre maître de cette crise.

Le malade a été revu un an après, le 15 novembre 1905.

Il n'avait ressenti aucune atteinte.

Le 31 mars 1906, légère atteinte au pied gauche, qui disparaît après quatre séances de lit condensateur. Depuis ce moment, il n'y a eu aucune atteinte de douleurs. Le poids du malade est de 73 kilos.

Nous avons tenu à rapporter tout au long cette observation, que nous avons déjà publiée, car on peut en tirer plusieurs enseignements importants. D'abord elle confirme pleinement ce que nous avions dit au sujet de l'étiologie de l'arthritisme. Ici on ne constate, en effet, aucune influence héréditaire, le malade affirmant que rien de semblable n'avait été constaté chez ses ascendants. D'autre part, jardinier de son état, il a toujours vécu sobrement, ne s'est jamais livré à des écarts de régime ; ce n'est donc pas à une suralimentation que l'on peut attribuer la cause de sa maladie. Enfin, ce n'est qu'à l'âge de 27 ans, et après avoir vécu dans des locaux froids et humides, qu'il a res· senti les premières atteintes de la goutte. On est donc bien autorisé à conclure à un ralentissement de la nutrition par l'action du froid et de l'humidité sur les vaso-moteurs.

Un autre enseignement découle aussi de cette observation, c'est la persistance de l'action du traitement par les courants de haute fréquence, longtemps après sa cessation. Elle répond donc victorieusement à l'opinion, maintes fois exprimée devant nous, que les heureux résultats obtenus par l'action des courants de haute fréquence n'étaient qu'éphémères, et qu'ils cessaient en même temps que le traitement.

Enfin, cette observation est une preuve de la rapidité avec laquelle agit le traitement. Le malade était dans un tel état de dépression, à la fois physique et morale, que le médecin traitant nous a avoué qu'il désespérait de ramener le malade à la santé, et qu'il s'attendait à une issue fatale avant l'expiration de quelques semaines.

Or, dès la première séance, le malade a été soulagé ; au bout de quatre ou cinq séances il a pu s'alimenter et marcher ; enfin on peut considérer le malade comme à peu près guéri, puisque, depuis près de cinq ans, il n'a ressenti que de légères atteintes dont quelques séances de haute fréquence ont eu rapidement raison.

Obs. 13. — M. R.., âgé de 49 ans, nous est adressé par le docteur Bataille, sénateur du Puy-de-Dôme.

Ce malade, sans antécédents héréditaires, mais dont la vie a été quelque peu orageuse, a eu une première attaque de goutte aux pieds à l'âge de 25 ans. Depuis, ces attaques se sont renouvelées fréquemment, et presque toutes les articulations ont été successivement atteintes. Il nous arrive le 14 décembre 1904, et sa crise actuelle dure depuis le mois de mai, ayant envahi, à la fois, les pieds et les genoux qui sont tuméfiés, rouges, douloureux. Le malade ne peut marcher que très péniblement et avec le secours de deux béquilles.

Dès les cinq premières séances, on constate un peu d'amélioration, les genoux, moins tuméfiés, permettent des mouvements de flexion et d'extension plus étendus. Le malade passe d'excellentes nuits. Après la huitième séance le malade vient appuyé sur une seule béquille, après la vingtième, il s'appuie sur une seule canne.

Le 26 décembre, il y a une petite rechute que le malade attribue, non sans raison, à des excès de table commis à l'occasion de la Noël.

Nous continuons le traitement par des séances

plus espacées, pendant les mois de janvier, février
et mars. Le malade quitte Cannes le 4 avril, considérablement amélioré, mais avec encore quelques
douleurs au niveau de l'articulation péronéo-tibiale
inférieure gauche.

Nous avons reçu, depuis, fréquemment de ses
nouvelles ; les dernières, datées de février 1906,
nous informent qu'il va aussi bien que possible, et
que ses articulations sont restées indemnes.

Obs. 14. — Miss Sh..., âgée de 55 ans, nous est
adressée, le 12 novembre 1903, par le docteur Bat-
tersby. Fille de mère goutteuse, elle a vu, il y a
quatre ans, ses articulations des doigts devenir de
plus en plus grosses, en même temps que les mouvements plus difficiles, mais sans grandes douleurs.
Puis les pieds ont été pris à leur tour. Les grosses
articulations sont restées indemnes.

Nous faisons une première séance de lit condensateur de dix minutes ; le lendemain, le malade
ayant fort mal dormi, la durée de la séance est réduite à cinq minutes, et nous la prolongeons chaque
jour d'une minute. Grâce à cette pratique, le traitement est bien supporté, et le huitième jour la séance
est de douze minutes, puis nous allons jusqu'à
quinze, sans déterminer aucune excitation.

Le gonflement des articulations ne tarde pas à diminuer, les mouvements des doigts deviennent plus
libres ; aucune trace de douleur.

En janvier 1905, la malade vient faire un traitement préventif d'une vingtaine de séances, à raison
de deux par semaine.

Encore une quinzaine de séances faites dans les mêmes conditions, en janvier et février 1906.

La malade déclare, du reste, qu'elle ne s'est pas aussi bien portée depuis des années.

Obs. 15. — Mme Ch. G..., âgée de 67 ans, fille de père arthritique, est venue nous trouver avec l'assentiment de M. le professeur Brouardel.

Cette malade a éprouvé une première atteinte de rhumatisme articulaire de l'épaule gauche à l'âge de 35 ans. Dix ans après, nouvelle atteinte à la même articulation. Enfin en 1894, à l'âge de 57 ans, surviennent des douleurs aux deux genoux, lesquels deviennent très enflés, surtout le droit, et à la cheville droite. En même temps les articulations des phalanges se tuméfient et s'ankylosent, tandis que la face et les mains prennent une teinte cyanosée. Depuis cette époque, les douleurs ont persisté, plus ou moins intenses ; de plus la malade ne peut marcher que très péniblement, en traînant les pieds, au point que le moindre obstacle la fait tomber en avant, et ses mains ecchymosées portent les traces des contusions qu'elle se fait dans ses chutes.

En outre, la malade accuse une insomnie presque absolue pendant la nuit, tandis que, pendant le jour, elle est prise fréquemment, et surtout après les repas, d'un sommeil irrésistible. Cet état va toujours en s'aggravant, et la malade, désolée, prévoit le moment bien proche où elle se trouvera tout à fait impotente.

Nous commençons le traitement par les courants

de haute fréquence, le 8 janvier 1904. Après la
séance, nous dirigeons sur les genoux, pendant
vingt minutes, une douche de chaleur sèche, four-
nie par une lampe de cinquante bougies munie
d'un réflecteur.

Après sept séances quotidiennes, la malade
éprouve déjà une amélioration manifeste ; les douleurs des genoux ont notablement diminué, et les
mouvements en sont plus faciles. La malade traîne
moins les pieds, et elle monte beaucoup plus aisément les marches d'un escalier.

Enfin, les mains ont repris leur couleur normale,
elles sont beaucoup moins tuméfiées, plus souples,
et la malade peut écrire plus lisiblement, ce qu'elle
ne pouvait faire depuis plusieurs années.

Nous continuons le traitement jusqu'au 5 février
inclusivement, c'est-à dire trente-deux semaines consécutives, sans que la malade en ait ressenti la
moindre excitation. Elle dort au contraire beaucoup
mieux la nuit, et dans la journée elle se contente
d'une petite sieste après le déjeuner.

Elle part pour Bordighera, où elle doit passer le
restant de l'hiver, mais en nous promettant de venir
reprendre son traitement pendant une quinzaine de
jours avant son retour à Paris.

La malade revient, en effet, le 19 avril, et nous
avons la satisfaction de constater que l'amélioration
s'est considérablement accentuée depuis la suspension du traitement.

Elle peut, en effet, faire, sans fatigue, plusieurs kilomètres, même dans les chemins rocailleux, et elle
n'est pas tombée une seule fois depuis son départ.

Les genoux sont complètement désenflés, et ils ne sont le siège d'aucune douleur : on ne perçoit plus les craquements que chaque mouvement provoquait ; les articulations des doigts ne sont plus tuméfiées ; la cyanose de la face et des mains a complètement disparu. Enfin, les envies de dormir, si fréquentes et si irrésistibles qui tourmentaient tant la malade pendant le jour, ne se sont plus renouvelées, tandis que, la nuit, elle peut jouir d'un sommeil calme et continu de plusieurs heures.

Nous faisons quelques nouvelles séances quotidiennes, à la suite desquelles la malade constate qu'elle monte l'escalier encore plus aisément qu'elle ne le faisait quinze jours auparavant ; ses jambes lui semblent beaucoup plus fortes, et une marche prolongée ne lui détermine aucune fatigue. Elle nous quitte, de plus en plus enchantée d'un traitement qui l'a préservée d'une impotence absolue qu'elle jugeait imminente.

Nous avons vu la malade le 15 avril 1906. Les douleurs articulaires des pieds et des genoux ne se sont pas renouvelées, et la circulation générale paraît meilleure.

Nous avons constaté, toutefois, que la marche est redevenue très difficile, quoique sans douleurs, et nous avons regretté que la malade, obéissant soit à des conseils peu compétents, soit à toute autre considération, n'ait pas cru devoir revenir à un traitement dont elle avait cependant apprécié les bons effets.

Obs. 16. — Mme K..., âgée de 62 ans, nous est

adressée par le docteur Bright, à la date du 5 mars
1905.

Cette malade est atteinte, depuis dix ans, d'arthrite sèche des genoux et principalement du genou
gauche. Celui-ci, depuis un an, a gonflé considérablement, et sa circonférence est de 42 centimètres.
Il est aussi devenu très douloureux, au point que la
malade ne peut marcher que très péniblement, appuyée sur deux cannes.

Son état général est très affaibli ; la tension artérielle est de 13 centimètres.

Au bout de quelques jours de traitement (11 mars)
par le lit condensateur, la douleur du genou droit
disparaît, et celle du genou gauche a notablement
diminué ; la circonférence n'est plus que de 40 centimètres.

Nous continuons le traitement pendant les mois
d'avril et de mai, en alternant un jour le lit condensateur, le jour suivant applications locales d'effluves
de haute fréquence. Le 16 avril, la circonférence du
genou malade est de 39 cm. 5. Enfin le 1er mai elle
n'est plus que de 38 centimètres.

La malade nous écrit six mois après, à la date du
27 octobre. L'amélioration s'est continuée et le genou
a encore désenflé.

La marche seule provoque des douleurs, lesquelles sont, sans doute, consécutives à l'amyotrophie
abarticulaire que nous avions constatée.

Obs. 17. — M. R..., âgé de 61 ans, nous est adressé
par le docteur Martinenq, le 7 avril 1905.

Ce malade, goutteux depuis l'âge de 37 ans, avait

en moyenne deux crises de goutte par an qui l'obligeaient à garder la chambre pendant une vingtaine de jours. Chacune de ces crises laissait après elle un dépôt tophacé autour des articulations phalangiennes, principalement aux pieds et aux mains, qui sont complètement déformés, au point que chaque doigt présente l'aspect d'une croix de Lorraine. Inutile d'ajouter que ces articulations sont complètement ankylosées.

Après la sixième séance, nous constatons que les dépôts tophacés ont déjà notablement diminué, et que le malade peut fléchir la main droite et fermer presque complètement la main gauche. Nous continuons le traitement par des séances quotidiennes, et la résorption des tophus est de plus en plus manifeste. Malheureusement, après une douzaine de séances, le malade est pris d'une violente crise de goutte qui le retient au lit et l'empêche de continuer son traitement.

Nous avons revu le malade le 14 mai : les mains ne sont plus aussi difformes, et le malade peut s'en servir sans trop de difficulté. Devant partir deux jours après, il ne lui est pas possible de recommencer son traitement.

Obs. 18. — M. G..., âgé de 36 ans, a été atteint d'une première crise de goutte, il y a dix ans, et depuis cette époque les crises se renouvellent à peu près deux fois par an, l'obligeant à garder la chambre une quinzaine de jours chaque fois.

Il y a deux mois il a eu une crise assez violente, et, depuis dix jours, il est encore obligé de garder le lit sans qu'aucun médicament, interne ou externe, puisse lui apporter le moindre soulagement.

C'est alors que, en désespoir de cause, il se fait amener en voiture chez nous, et ce n'est qu'au prix de fortes douleurs qu'il peut arriver à notre cabinet, le 6 décembre 1904.

Dès la première séance (6 décembre) le malade a éprouvé un certain soulagement, et pour la première fois depuis dix jours, il a dormi presque toute la nuit.

7 décembre. Le pied a désenflé, et le malade peut faire quelques pas sans ressentir trop de douleur.

8 décembre. Le malade est resté hier plus d'une demi-heure sous la pluie, et il y a eu une légère poussée.

9 décembre. Beaucoup de mieux ; le malade se rend chez nous en bicyclette.

Nous faisons encore huit séances, à titre préventif, à raison de deux par semaine, soit 12 séances du 6 au 29 décembre.

Depuis cette époque, c'est-à-dire depuis dix-huit mois, le malade n'a plus ressenti la moindre douleur.

Obs. 19. — Miss B..., âgée de 42 ans, nous est adressée par le docteur Bright, le 3 janvier 1905.

Il y a quatre ans, à la suite d'une grippe, la malade a été atteinte de rhumatisme goutteux, d'abord aux pieds, puis successivement aux genoux, aux épaules et aux mains.

Actuellement les genoux surtout sont douloureux et tuméfiés ; les mains sont aussi sensibles et

cyanosées, et la malade ne peut s'en servir que difficilement.

Nous faisons 23 séances, du 3 janvier au 2 février.
A ce moment, la malade se trouve assez bien pour
supporter un long voyage auquel elle ne peut se
soustraire. Le genou gauche ne présente ni tuméfaction, ni douleur ; le genou droit reste encore un
peu sensible, mais pas assez pour empêcher la
malade de faire d'assez longues marches.

Les mains sont tout à fait bien ; plus de trace de
cyanose, plus de sensation de froid.

Obs. 20. — Mme R..., âgée de 70 ans, nous est
adressée par le docteur Bright, le 9 avril 1906.

Cette malade, issue de père goutteux, a eu des
rhumatismes dès sa jeunesse, et elle a été atteinte,
à plusieurs reprises, de sciatique gauche. Depuis
huit ans, elle a été fréquemment sujette à des poussées
d'eczéma généralisé, et depuis quatre ans ses genoux
sont tuméfiés et à demi ankylosés. Les mains,
gonflées et cyanosées, sont constamment froides, les
articulations des doigts sont entourées de dépôts
tophacés qui rendent leur flexion très pénible. Sensation générale de froid, oppression, artères radiales
scléreuses, hypertension artérielle, 25 centimètres.
Nous faisons des séances à peu près quotidiennes,
soit 26 séances du 9 avril au 10 mai, date du départ
de la malade.

Dès le début du traitement la malade a ressenti
un notable soulagement ; moins d'oppression, moins
de sensation de froid. La malade marche plus aisément, les mains sont moins tuméfiées. Cet état a été

en s'améliorant jusqu'à la fin du traitement ; les genoux sont moins gros et moins sensibles ; enfin la malade se sert mieux de ses mains. Les artères radiales sont moins dures, la tension est descendue à 20 centimètres.

Aussi la malade nous exprime-t-elle toute sa satisfaction d'un traitement qu'elle regrette de n'avoir pas suivi plus tôt, et qu'elle se propose bien de reprendre dès le début de la saison prochaine.

Obs. 21. — Mme C..., âgée de 40 ans, nous est adressée par le docteur Bossuet, le 24 janvier 1905.

Cette malade, sans antécédents arthritiques, a eu une première attaque de rhumatisme polyarticulaire au mois d'avril 1904, par suite de refroidissement. Elle a dû garder le lit ou la chambre pendant près de trois mois.

Elle a fait ensuite une saison à Néris qui a amélioré sa situation ; mais les premiers froids ont ramené les douleurs, surtout aux genoux et aux pieds.

Sensation générale de froid ; hypotension arté-rielle, 12 centimètres.

Comme la malade doit venir de Grasse pour suivre le traitement, nous faisons trois séances seulement par semaine, afin de lui éviter des voyages trop fréquents. Il y a eu trente séances du 24 janvier au 6 avril. A ce moment, les douleurs ayant à peu près disparu, nous suspendons le traitement. Du reste, la tension artérielle est remontée à 15 centimètres.

Nous avons eu la satisfaction d'apprendre que la malade s'est bien portée depuis lors, et que l'hiver suivant s'est passé sans qu'elle ait ressenti la moindre douleur.

Obs. 22. — M. le docteur Ph..., de Grasse, âgé de 53 ans, a été atteint, à fréquentes reprises, depuis une quinzaine d'années, de rhumatisme goutteux; mais les crises étaient peu intenses, de courte durée, et ne l'avaient pas condamné à un repos prolongé.

Mais, il y a six mois, à la suite d'une fièvre grippale, il a subi une poussée aiguë qui l'a obligé à garder le lit ou la chambre pendant plusieurs semaines, et à renoncer à l'exercice de sa profession.

Il se présente à notre cabinet le 22 février 1904, marchant péniblement, les genoux et les pieds tuméfiés, les mains cyanosées, les doigts gros et raidis au point de ne pouvoir saisir les objets qu'avec difficulté ; les lèvres même présentent une teinte violacée.

Nous faisons une séance de lit condensateur tous les jours du 22 au 27 février, soit six séances consécutives. A partir de ce moment, les articulations se sont dégonflées, la cyanose a disparu, et le malade peut reprendre ses occupations professionnelles. Nous continuons le traitement par des séances espacées, soit cinq pendant le mois de mars et deux le 6 et le 14 avril. Le malade, se trouvant relativement bien, croit pouvoir arrêter le traitement malgré nos conseils ; mais, le 3 mai, il ressent une douleur au talon qui lui fait craindre un nouvel accès, et nous faisons une nouvelle séance que nous renouvelons deux jours après.

Depuis, il n'y a pas eu la moindre douleur, la

cyanose ne s'est pas reproduite, et le docteur Ph...,
que nous avons revu en mai 1906, nous déclare
qu'il n'a plus eu à interrompre ses occupations.

Obs. 23. — M. le docteur R..., de Grasse, âgé de
37 ans, encouragé par les résultats obtenus chez le
précédent, et se trouvant dans une situation à peu
près analogue, vient nous demander de lui appliquer aussi le traitement par les courants de haute
fréquence.

Nous commençons, le 26 avril 1904, par des
séances quotidiennes, et dès la cinquième, on constate une amélioration très notable. Les mains et les
pieds ont presque entièrement désenflé, et la cyanose
des extrémités a disparu.

Nous continuons néanmoins le traitement pendant
tout le mois de mai, en espaçant les séances, soit en
tout vingt et une, et le malade a pu reprendre
l'exercice de sa profession sans aucune interruption.

Depuis deux ans que le traitement a été appliqué,
il n'y a pas eu de nouvelle attaque de goutte.

Obs. 24. — M. le docteur Rondeau, âgé de 56 ans,
est venu, le 24 mars dernier, nous demander à suivre un traitement par les courants de haute fréquence, dont il avait été à même d'apprécier les heureux résultats chez d'autres malades.

Il veut bien nous fournir les renseignements
suivants sur ses antécédents.

« Fils de père et de mère arthritiques, il a eu,
vers l'âge de 14 ans, des douleurs articulaires avec
épanchement de synovie dans les genoux.

« Après la campagne de 1870, faite comme soldat, se sont manifestées des douleurs articulaires généralisées pour lesquelles il fait deux saisons à Luchon.

« Pendant une quinzaine d'années, de temps en temps, il survient quelques douleurs un peu partout, avec localisation très nette au gros orteil, assez violentes et durant de deux à quinze jours.

« Mais, à partir de 1885, les crises se multiplient, toujours localisées aux gros orteils, tantôt droit, tantôt gauche, parfois les deux en même temps, et durant de quelques heures à un et deux mois. Cependant, la vie active était toujours possible entre les crises.

« Mais, la situation ne tarde pas à devenir mauvaise, et 1893 et 1894 se passent, pour ainsi dire, en crise non interrompue, rendant toute occupation impossible, car l'impotence était complète.

« Nécessité d'abandonner le laboratoire de la Faculté de Médecine de Paris et la place de chef adjoint des travaux pratiques de Physiologie, pour venir dans le midi chercher un soulagement à ces misères.

« Les premières années, notable amélioration ; mais depuis 1898, les hivers sont très mauvais, et les étés ne valent pas cher, car les crises sont longues et horriblement douloureuses ; pieds, genoux, mains, coudes, sciatique, en un mot toute la lyre. Un côté se dégageait, l'autre se prenait. Notez que tous les ans, on faisait une saison d'eau (Pougues, Évian, Vittel, Martigny-les-Bains) et que, contre les crises, on employait la liqueur Laville, la colchique et le colchisal, sans oublier les préparations lithinées et la pipérazine.

« De tout cela, eaux et médicaments, de bons effets ont été obtenus au début ; mais, depuis 1900, l'existence est vraiment pénible, et l'on est presque heureux de ne voir durer une crise que six semaines. Seulement, on en a trois ou quatre par an et cette situation est nettement exposée dans une lettre écrite au mois de février dernier au docteur Descouts, président de l'Association médicale mutuelle (Société Lagoguey) (1), lettre qui ne peut être prise comme de circonstance, puisque c'est seulement le jeudi 4 mars que, découragé, je me suis présenté à votre cabinet, encadré de deux béquilles qui étaient

(1) Nous donnons ici l'extrait de cette lettre concernant l'état de santé du malade.

« Voilà longtemps que j'ai formé le projet de vous écrire et l'état de mes articulations a été tel que je n'ai pas pu mettre mon projet à exécution.

« Ce début vous montre que la santé a été mauvaise ; mais comme je n'ai pas fait de déclaration de maladie, vous pensez que j'étais peut-être dans une situation de santé désagréable qui ne me mettait pas en droit de m'adresser à notre Association.

« Détrompez-vous, et je vous déclare que, depuis des années, l'Association n'aurait pas eu de plus mauvais client que moi, car, du fait de la goutte, j'ai été immobilisé une moyenne de six mois sur douze. Depuis le mois de février je n'ai pas marché quinze jours sans béquilles et la main droite est devenue à peu près infirme. C'est à peine si depuis le 1ᵉʳ juillet je peux écrire en peinant beaucoup. Ne pouvant remuer ni pied ni patte, j'étais bien, je suis toujours dans l'impossibilité d'exercer la profession médicale. »

les accessoires indispensables du plus petit mouvement.

« Vous savez qu'à la troisième séance, je n'avais plus qu'une canne et qu'à la cinquième séance, je laissais ma canne au vestiaire, et que mon état général était profondément modifié. C'est un début de traitement qui a lieu de surprendre chez un goutteux comme je suis, et qui est plein de promesses. Un Gascon, en tombant de la montagne dans un précipice, disait : « pour le moment ça va bien, mais il faudrait que ça dure ». Je me dis comme lui, et vous m'assurez que ça durera. Je vous devrai une rude chandelle (1). »

Nous avons tenu à transcrire tout au long cette relation humoristique de notre confrère, parce qu'elle met bien en évidence, à la fois son état d'âme, et la marche toujours fatalement progressive de la terrible affection dont il était atteint. Mais, malgré sa longueur, nous tenons à y ajouter une chose qu'il a involontairement omise, et qui, surtout dans cette étude, est de la plus haute importance, c'est l'état défectueux de sa circulation.

La face est violacée, les mains sont cyanosées et tuméfiées, de sorte qu'il peut très difficilement tenir un porte-plume. Enfin, le malade éprouve une sensation de froid sur tout le corps au point que, dans

(1) Cela a si bien duré que, à la date du 10 octobre, après avoir passé un été excellent, le docteur Rondeau m'écrit : « Je regrette que vous n'ayez pu venir chasser avec moi, j'aurais été heureux de vous montrer mon agilité, mon fusil à la main. Ce sera pour l'année prochaine. »

son lit même, entouré de bouillotes chaudes, il n'arrive pas à se réchauffer et que, à cause de cela, il ne s'endort qu'à une heure très avancée de la nuit.

Donc, nous commençons le traitement le 24 mai, et, après trois séances quotidiennes, c'est-à-dire le 26, le malade, ainsi qu'il le constate lui-même plus haut, a déjà remplacé une de ses béquilles par une canne, et il marche beaucoup mieux. Les genoux sont moins volumineux et moins douloureux ; les mains, moins tuméfiées, ont déjà perdu un peu de leur teinte cyanotique ; elles saisissent plus facilement les poignées du lit condensateur. Enfin, la sensation de froid a notablement diminué, et le malade a pu dormir dès dix heures du soir sans avoir recours aux boules d'eau chaude dont il avait l'habitude de s'entourer.

Le 28, après la quatrième séance, le malade abandonne sa seconde béquille, et il monte l'escalier seulement appuyé sur une canne, ce qui ne lui était pas arrivé depuis plus de huit mois. Encore quatre ou cinq séances quotidiennes, et le malade peut marcher même sans l'aide d'une canne. La sensation de froid a totalement disparu, et le sommeil est excellent, aucune trace de cyanose. Dès les premières minutes de lit condensateur, il se produit une sensation de chaleur sur tout le corps, analogue à celle qu'on éprouve après une marche rapide. Nous décidons alors de ne plus faire que trois séances par semaine, soit dix séances du 1er au 19 avril.

Ce jour-là, le malade nous arrive, appuyé sur deux béquilles, avec du gonflement et de la douleur au pied gauche, qu'il attribue à une trop longue marche faite la veille. Nous reprenons les séances quotidiennes, et au bout de huit séances, la crise, beaucoup moins intense que les précédentes, s'est terminée sans que l'on ait pu constater de nouveaux troubles vaso-moteurs ; pas de trace de cyanose, pas de sensation de froid.

Nous faisons encore une séance tous les deux jours jusqu'au départ du malade qui a lieu le 13 mai. A la date du 21 il nous écrit qu'il a admirablement supporté les fatigues d'un long voyage. « Je suis émerveillé de me voir en si bon état : même aujourd'hui, que le temps est froid et humide, les articulations sont bonnes, je fais de petites promenades dans le parc avec un plaisir extrême, ayant été privé de mouvement depuis si longtemps. Gloire à vous et à la fée Electricité ! »

L'été s'est passé dans les meilleures conditions, et, pendant la saison d'hiver 1905-1906, le malade vient, deux ou trois fois par semaine, faire des séances à titre préventif. Ces séances sont, d'ailleurs, fort courtes, car, au bout de 7 à 8 minutes, il éprouve une telle sensation de chaleur que nous ne les prolongeons guère au delà.

Cependant, il a commis l'imprudence, en plein hiver, et malgré notre insistance, d'aller passer quelques jours à Paris. Dès son retour, il a eu une crise de goutte violente qui l'a tenu au lit pendant une semaine, au bout de laquelle il n'a pu se rendre chez nous qu'appuyé sur deux béquilles. Quelques séances quotidiennes ont suffi pour se rendre maître de cette crise, et, depuis ce moment, la santé s'est maintenue en excellent état.

Obs. 25. — M. Ph..., âgé de 42 ans, nous est envoyé par le docteur Mac Dougall, à la date du 13 mars 1905.

Ce malade n'avait jamais eu de rhumatisme lorsque, il y a six mois environ, à la suite d'un bain froid, il a été pris presque subitement de douleurs violentes dans la région lombaire. Ces douleurs persistant, il a fait des frictions, puis une saison à Harrowgate, enfin on lui a appliqué, pendant plusieurs séances, les bains hyperthermaux de Dowsing, sans que son état ait été amélioré.

Il éprouve, en outre, une sensation générale de froid qui, la nuit, l'empêche de s'endormir. Nous appliquons les courants de haute fréquence, sur le lit condensateur, pendant une quinzaine de jours consécutifs, sans déterminer la moindre sensation de chaleur.

Nous faisons alors deux séances par jour, et, le cinquième jour, cette sensation est enfin obtenue. En même temps, le malade ressent un grand soulagement dans ses douleurs lombaires.

Nous reprenons alors les séances quotidiennes jusqu'au 6 avril, jour du départ. Le malade peut faire de longues promenades sans trop de fatigue, mais la douleur persiste toujours, quoique considérablement atténuée.

A la date du 5 juin suivant, il nous écrit que son état s'est encore amélioré, et qu'il ressent seulement un peu de faiblesse. La sensation de froid a totalement disparu, et les nuits sont excellentes.

Obs. 26. — Mme T..., âgée de 55 ans, nous a été

adressée par le docteur Bright, le 20 mars 1905.

Cette malade souffre, depuis une vingtaine d'années, de fréquents accès de goutte aux pieds et aux mains. Sensation générale de froid, palpitations.

Hypotension artérielle : 13 centimètres.

Nous faisons 25 séances du 20 mars au 15 avril. Les douleurs et les gonflements articulaires ont disparu ; plus de sensation de froid, plus de palpitations. La tension artérielle s'est élevée à 15 centimètres.

Nous avons revu le mari de la malade dans le courant de janvier 1906 ; il nous a annoncé qu'elle n'avait plus ressenti la moindre douleur depuis le traitement électrique, et que sa santé générale s'était beaucoup améliorée.

Obs. 27. — Miss Y..., âgée de 60 ans, nous a été adressée par le docteur sir Henry Blanc, le 18 avril 1905.

Fille de père et de mère goutteux, cette malade n'avait cependant ressenti aucune manifestation arthritique lorsque, il y a 13 ans, à la suite, dit-elle, d'une ingestion de tomates crues, le petit doigt de la main gauche est devenu gros et douloureux, puis successivement les autres doigts des deux mains et enfin les orteils.

Il y a cinq ans, elle a été atteinte d'une iritis rhumatismale dont elle a longtemps souffert, et qui a laissé après elle des synéchies qui rendent irrégulière la circonférence pupillaire.

Nous faisons 15 séances du 18 avril au 2 mai. Au bout de ce temps la tuméfaction et les douleurs ont disparu. Dans le courant du mois de mars 1906, la malade nous a fait donner de ses nouvelles par une de ses amies. Les crises de goutte ne s'étaient pas reproduites.

Obs. 28. — Mme D..., âgée de 68 ans, nous est adressée par le docteur Philip.

Cette malade, atteinte, depuis trente ans, de rhumatisme goutteux aux mains et aux pieds, a vu ses genoux se prendre à leur tour, il y a une dizaine d'années, et ces articulations se sont ankylosées de plus en plus, de sorte qu'elle est à peu près dans l'impossibilité de marcher. La flexion des doigts est peu marquée à gauche, à peine perceptible à droite.

Les artères radiales sont dures, tortueuses, la tension artérielle est de 21 centimètres.

Nous faisons 22 séances du 4 au 27 mai. A ce moment la marche est plus facile, moins d'oppression ; les genoux ont désenflé, la flexion des doigts est assez grande pour permettre à la malade de tenir sa cuiller et sa fourchette, ce qu'elle ne pouvait faire depuis plusieurs années.

Enfin les artères radiales sont plus flexibles. Nous avons eu de ses nouvelles en décembre 1905. L'amélioration s'est maintenue, et la malade, satisfaite de ce mieux relatif, ne juge pas nécessaire de recommencer le traitement.

Obs. 29. — M. V..., âgé de 45 ans, nous est adressé par le docteur Rondeau, le 23 octobre 1905.

Issu de parents arthritiques, ce malade a eu ses

premières atteintes de goutte aux deux pieds vers l'âge de 14 ans.

Plus tard, à 33 ans, sciatique goutteuse qui a duré une quinzaine de jours, et, l'année suivante, arthrite du coude gauche, avec épanchement.

Entre 38 et 46 ans, il a ressenti trois nouvelles manifestations, plus douloureuses et plus longues, de son arthritisme :

1° En 1896, puis 1898, puis 1901, hydartrose du genou gauche.

2° En 1900, rhumatisme articulaire subaigu qui a tenu le malade au lit pendant six semaines, et a exigé un temps aussi long pour la convalescence. A peu près toutes les articulations ont été prises, ensemble ou successivement.

3° En août, septembre et octobre 1905, nouvelle attaque de rhumatisme volant, mais moins intense que la précédente.

C'est à ce moment que nous appliquons le traitement par le lit condensateur.

Nous faisons quatorze séances du 23 octobre au 5 novembre, jour du départ.

Le malade a éprouvé un grand soulagement, malgré la courte durée du traitement, qu'il se propose, du reste, de continuer à Paris.

En janvier 1906, il écrivait au docteur Rondeau : « Je suis presque tout à fait guéri ; je vais trois fois par semaine chez le docteur Laquerrière. Les talons sont complètement guéris depuis près d'un mois ; le poignet gauche a résisté plus longtemps, mais il est aujourd'hui complètement indolore ; toutefois il n'a pas encore retrouvé toute sa force. »

Nous avons su, depuis, que l'hiver s'était passé sans que le malade ait ressenti la moindre atteinte.

Obs. 30. — Mrs T..., âgée de 55 ans, nous est envoyée par le docteur Kruger, de Londres.

Cette malade, issue de parents goutteux, a, elle-même, présenté des manifestations de cette diathèse depuis l'âge de 15 ans.

Il y a sept ans, elle a été atteinte de rhumatisme aigu des articulations intervertébrales, qui s'est accompagné de fièvre intense, et l'a tenue au lit pendant huit semaines.

Actuellement, la malade éprouve des douleurs aux genoux qui sont tuméfiés, et aux mains dont les doigts ont la plus grande peine à se fléchir. Enfin elle accuse une insomnie persistante. Nous commençons le traitement le 4 décembre, par des séances quotidiennes du lit condensateur. Au bout de quelques jours, les douleurs ont considérablement diminué, les doigts sont plus flexibles, les genoux moins gonflés ; le sommeil est meilleur.

Cinq semaines après, vers le 15 janvier 1906, la malade se sentait beaucoup mieux et nous nous préparions à terminer le traitement en espaçant de plus en plus les séances, lorsque nous avons vu les douleurs revenir en même temps que l'insomnie, et le traitement semblait n'avoir plus d'action. En causant avec la malade nous avons appris qu'elle avait l'habitude de dormir les fenêtres ouvertes, et que l'exacerbation des douleurs avait coïncidé avec une période de froid très vif. Nous l'engageâmes à fermer toujours ses fenêtres le soir, et à partir de ce moment le traitement devint beaucoup plus efficace.

Nous le continuâmes jusqu'à fin février, par séances espacées de deux en deux jours, et la malade quitta Cannes ne ressentant de faibles douleurs que par intervalles, et jouissant d'un excellent sommeil.

Elle nous a écrit, à la date du 10 mai, que son état avait été s'améliorant de plus en plus, et que les douleurs ne l'avaient plus reprise, malgré le froid intense qu'il avait fait en Angleterre, où elle était retournée.

Obs. 31. — Mʳˢ Fr..., âgée de 65 ans, nous est adressée par le docteur Bright, le 3 mars 1906. Cette malade a eu ses premières atteintes de goutte il y a environ 25 ans. Actuellement, les articulations des doigts sont tuméfiées et douloureuses, à demi ankylosées. Les genoux, le gauche surtout, sont gonflés et la marche est très pénible. La tension artérielle est de 25 cent. Comme on avait beaucoup effrayé cette malade, lui disant que le traitement par les courants de haute fréquence pouvaient lui occasionner une apoplexie, nous commençons, sur l'avis du médecin traitant, par des séances très courtes, de trois, quatre, cinq minutes ; et ce n'est que petit à petit que nous avons pu prolonger leur durée jusqu'à dix minutes.

Encore ces séances, dans la première moitié du traitement, n'ont-elles eu lieu que tous les deux jours, la malade n'osant pas s'exposer à l'action de séances quotidiennes. C'est ainsi que nous n'en pouvons faire que seize pendant le mois de mars.

Cependant il est déjà possible de constater une amélioration notable ; il y a moins de douleur dans les articulations, moins de difficulté dans les mouvements, moins d'oppression.

En présence du résultat favorable obtenu, la malade, enhardie, vient un peu plus fréquemment ; et dans le courant du mois d'avril, nous faisons une vingtaine de séances d'une durée de dix minutes. A ce moment, la malade doit quitter Cannes, mais elle est notablement améliorée. Les genoux sont très peu tuméfiés, la marche est plus facile, les mains ne sont plus le siège d'aucune douleur, et les doigts, moins gros, se fléchissent bien plus facilement. Enfin l'hypertension artérielle est descendue à 21 cent.

Obs. 32. — M. le comte M..., âgé de 55 ans, nous a été amené par le docteur Redon, le 11 décembre 1905.

Ce malade, de tempérament arthritique, est assez souvent atteint de douleurs rhumatismales, mais pas assez intenses pour l'obliger à garder le lit.

Il se plaint surtout de sensation de froid, d'oppression et parfois de toux opiniâtre. Le cœur, un peu gros, est souvent le siège de palpitations assez pénibles. Les artères radiales ne paraissent pas athéromateuses, mais elles présentent une hypertension assez considérable, 22 centimètres.

Comme le malade doit faire le voyage de Nice pour chaque séance, il ne lui est guère possible de suivre un traitement tout à fait régulier ; néanmoins après les sept premières séances, faites en décembre, le malade éprouve déjà un notable soulagement au point de vue de sa respiration, laquelle est beaucoup plus facile ; la toux a aussi considérablement diminué. Nous faisons encore dix-huit séances en janvier 1906. Puis le traitement est suspendu pendant le mois de février à cause du mauvais temps. Malgré cela, l'amélioration obtenue se maintient.

Enfin nous faisons une dizaine de séances dans la première quinzaine de mars, le malade devant retourner en Russie avant la fin du mois.

La sensation de froid a disparu, la respiration est normale, moins de toux ; enfin le malade irait aussi bien que possible si sa passion pour les cigarettes ne venait, en partie, détruire les bons effets du traitement.

La tension artérielle est descendue à 18 cent.

Obs. 33 et 34. — Dans le courant de l'hiver 1905-1906, nous avons eu à traiter un de nos confrères de Nice, le docteur R..., ainsi que sa femme.

Les difficultés d'un déplacement quotidien ne leur ayant pas permis de suivre régulièrement notre traitement, nous n'avons pu faire au docteur R... que 7 séances en décembre, 17 en janvier, 16 en février, 8 en mars, 10 en avril : en tout une soixantaine de séances, ce qui serait un nombre fort raisonnable si elles avaient été faites dans l'espace de deux mois, mais leur efficacité s'est trouvée considérablement diminuée

par le fait qu'elles se sont réparties sur un espace de cinq mois.

Quant à Mme R..., le nombre des séances a
été encore moins considérable, réparties dans le
même laps de temps, puisque nous en avons eu
7 en décembre, 17 en janvier, 8 en février, 7 en
mars, 6 en avril, soit en tout 45.

Ayant écrit au docteur R... pour le prier de
nous donner les renseignements nécessaires
pour établir ces deux observations, nous ne saurions mieux faire que publier *in extenso* sa
réponse :

« Vous trouverez ci-contre les quelques renseignements que vous m'avez demandés sur nos
états constitutionnels. Nous sommes assurément
des arthritiques de bonne marque, mais, assurément aussi, des irréguliers de la thérapeutique
électrique ; et de ce fait, nous ne méritons guère,
malgré l'amélioration très certaine de nos états
de santé, de figurer à côté des résultats surpre-
nants que nous avons vus se produire chez vous,
à côté de nous, et contre mon attente, je le confesse bien humblement.

« Sceptique hier, je suis maintenant parmi les
défenseurs décidés de la cure électrique... bien
administrée !

« Nous n'étions pas assez malades en apparence

pour vous constituer une parfaite réclame aux yeux des profanes ; cependant nous nous sentons assez gaillards aujourd'hui pour vous dire un grand et sincère merci ! Pour mon compte je suis assez bien pour que plus d'un s'étonne de me retrouver *presque* jeune et agité, après m'avoir vu si souvent traînant et languissant. »

Quant aux deux observations, nous les publions telles qu'elles nous sont données par le docteur R... :

1° Dr R..., 50 ans, de souche arthritique.

Dans la jeunesse, fréquentes douleurs rhumatoïdes dans les articulations et les muscles. Névralgies à tout âge, douleurs intestinales et crises dyspeptiques gastro-intestinales au moindre refroidissement.

A 25 ans, congestion pulmonaire généralisée avec râles de Colin dans toute la hauteur. On incrimine la tuberculose. Le professeur Potain diagnostique, au contraire, une congestion active d'origine arthritique. Le traitement, modifié en conséquence, amène une détente immédiate bientôt suivie d'une guérison durable.

A 45 ans, première atteinte d'hématurie. En raison de la congestion pulmonaire antérieure, on diagnostique : tuberculose rénale, et on veut enlever un rein !

Après plusieurs mois de troubles urinaires, émission d'un calcul urique.

Pendant 18 mois, période de santé relativement bonne, puis ces douleurs rénales, lombaires, généralisées réapparaissent. Nouvelles crises hématuriques qui durent plus de six mois avec des intermittences variables d'urines limpides ou laiteuses. Emission d'un deuxième calcul.

Il y a trois ans, première cure à Martigny-les-Bains, renouvelée l'année suivante.

En 1905, l'état général est assez satisfaisant ; néanmoins la fatigue survient vite ; les crises de dyspepsie sont assez fréquentes et obligent le malade à surveiller de très près son alimentation.

Sensibilité extrême au froid. Tension artérielle 20 centimètres.

C'est dans ces conditions qu'est commencé le traitement électrique.

Malheureusement le docteur R... habite Nice et ne peut pas se soumettre à un traitement aussi suivi et régulier qu'il eût fallu. Cependant, aujourd'hui 1er juin 1906, les fonctions digestives sont très améliorées, et l'état général est devenu très satisfaisant.

2° Mme R..., 37 ans, de souche très arthritique. A, depuis son jeune âge, des migraines fréquentes et violentes, et, depuis plusieurs années, des crises de battements musculaires, plus spécialement carotidiens.

Sensibilité extrême au froid et au chaud. Tophus du gros orteil gauche.

Douleurs fréquentes dans les articulations des pieds et des mains ; gonflement périarticulaire.

Tendance à l'obésité et à l'essoufflement. Tension artérielle 19 centimètres.

Le traitement électrique a diminué très notablement l'état migraineux et les battements carotidiens. L'état général est excellent.

Malheureusement là encore le traitement électrique n'a pas été suivi aussi régulièrement qu'il eût convenu.

Obs. 35. — Mrs I..., âgée de 32 ans, d'une santé fort délicate, a dû subir, il y a quatre ans, l'ablation totale de l'utérus et de ses annexes, à la suite d'une maladie de plusieurs années.

La circulation générale est très défectueuse, la face et les mains se cyanosent à la moindre impression de froid. L'appétit est médiocre, le sommeil rare.

La malade a, en outre, le défaut de fumer, et ce n'est que sur notre insistance qu'elle consent à se contenter de deux ou trois cigarettes par jour.

Le traitement par les courants de haute fréquence, fait cependant d'une façon très irrégulière, amène une grande amélioration dans son état.

Elle croit alors pouvoir se départir de la réserve que nous lui avions imposée au point de vue du tabac, et au bout de quelques jours, elle ressent des douleurs au niveau du tarse qui est quelque peu tuméfié ; en outre la face est légèrement cyanosée. Nous lui affirmons que c'est une atteinte de goutte due au ralentissement de sa circulation, et qu'elle doit renoncer au tabac. Elle n'en croit rien, est convaincue qu'elle a dû se faire une petite entorse

en marchant et s'en console en allumant une nouvelle cigarette. Elle ne tarde pas à s'en repentir, car
dès le lendemain la tuméfaction et la rougeur du
gros orteil gauche lui démontrent surabondamment
l'exactitude de notre diagnostic.

Quelques séances de haute fréquence ont eu vite
raison de cette légère crise goutteuse, surtout la
malade ayant reconnu la cause qui l'avait provoquée,
et s'étant plus docilement conformée à nos conseils.

Nous avons tenu à publier cette observation,
quelque légère qu'ait été la manifestation goutteuse, parce qu'elle démontre bien l'action de la
nicotine sur le ralentissement de la circulation
périphérique par vaso-constriction, même en
dehors des phénomènes cardiaques et nerveux
que détermine l'abus du tabac.

Névrites et polynévrites.

Les causes susceptibles de déterminer l'inflammation des nerfs sont tellement nombreuses
que nous ne saurions avoir la prétention de les
traiter toutes par l'électrothérapie. Nous met-
trons d'abord de côté les névrites secondaires
d'origine centrale, c'est-à-dire celles dues à une
dégénérescence des centres nerveux ; il est évident qu'on ne peut agir sur elles qu'à la condition d'agir sur les causes qui les provoquent, et

ici l'électrothérapie doit se reconnaître généralement impuissante.

Mais il n'en est pas de même des névrites
périphériques qui ont pour cause soit l'action
locale du froid, soit une intoxication.

Dans les névrites *à frigore*, les courants de
haute fréquence, en ramenant la circulation locale dans la région qui en est le siège, auront
une influence très heureuse sur l'évolution généralement fort lente de cette maladie.

Quant aux névrites consécutives à une intoxication, le saturnisme, l'alcoolisme, de même
que celles que l'on a désignées sous la dénomi-
nation de *pseudo-tabès*, l'électrothérapie pourra
être souvent d'un très grand secours, mais, dans
ces cas, nous nous adresserons aux courants continus appliqués localement soit au moyen d'élec-
trodes, soit par les bains en cellules de Schnée.

Mais si la cause de l'intoxication est l'arthritisme, ou plutôt si la névrite constitue un syndrome de cette diathèse, le traitement par les
courants de haute fréquence agira aussi effica-
cement que dans les autres syndromes de l'arthritisme.

Dans ces cas, en effet, l'inflammation du nerf
est due, soit à un ralentissement de la circulation dans son propre tissu, soit à la compres-

sion déterminée par le voisinage d'une artère scléreuse ou de dépôts tophacés dans les tissus environnants. En ramenant la circulation dans le tissu même du nerf malade, en favorisant la dissolution et la résorption des déchets de la nutrition qui, par leur contact, en ont provoqué l'inflammation, on obtiendra, parfois dans un temps très court, la guérison d'une névrite ou d'une polynévrite datant de plusieurs années.

Obs. 1. — Miss. S..., âgée de 40 ans, nous a été adressée par le docteur Mrs Mary Marshall, le 25 avril 1902.

Cette malade a été prise, il y a trois mois, de douleurs violentes au niveau de l'épaule et de tout le membre supérieur gauche, dont les muscles sont en partie atrophiés. Du reste elle ne pouvait saisir aucun objet de cette main.

Un mois après, le bras droit se prend à son tour, de sorte que la malade se trouve absolument percluse, et elle doit faire venir sa sœur d'Angleterre, pour l'aider à se vêtir et même à se nourrir. Les douleurs sont surtout intenses la nuit et le sommeil est rare. Aussi l'état général s'en ressent-il, car le poids a diminué de quatre kilos depuis quelques semaines.

Nous faisons quatorze séances de lit condensateur du 25 avril au 9 mai. Les douleurs ont diminué dès les premières séances, et le sommeil est revenu. L'appétit se manifeste ensuite peu à peu, et la malade, obligée de partir pour l'Angleterre, peut se mettre en route, dans un état de santé très amélioré.

Elle nous écrivait, à la date du 4 juin, que son voyage s'était effectué dans de bonnes conditions et que les douleurs ne s'étaient pas renouvelées. Il restait seulement de la faiblesse des deux bras, ce qui malheureusement était pour elle d'autant plus contrariant, qu'elle exerçait la profession de maîtresse de piano.

Obs. 2. — Miss Gr..., âgée de 23 ans, nous est adressée par le docteur Mac Dougall, le 4 février 1902.

Il y a trois ans, à la suite d'une chute de cheval, il est survenu une névrite du nerf cubital droit, qui s'est accompagnée d'amyotrophie des muscles de l'avant-bras. Ces douleurs ont persisté depuis cette époque, présentant des périodes d'accalmie pendant la bonne saison, d'exacerbation pendant les froids, et la malade ne peut que difficilement se servir de la main droite, car dès qu'elle écrit quelques lettres, les crises de douleur ne tardent pas à se manifester.

Nous faisons dix-huit séances consécutives jusqu'au 27 février. A ce moment, les douleurs ont à peu près disparu, mais le membre est toujours très faible. Nous appliquons alors le massage faradique sur les muscles de l'avant-bras et de la main, et nous l'alternons avec l'application des courants de haute fréquence. Au bout de quelques jours, les muscles deviennent plus saillants, la malade peut se servir plus facilement de sa main, et elle peut écrire pendant plusieurs heures sans fatigue.

Nous cessons le traitement le 28 mars.

Obs. 3. — Mme C..., âgée de 65 ans, nous est adressée par le docteur Sanders, le 31 décembre 1902.

Fille de père goutteux, elle a été atteinte, il y a une quinzaine d'années, de rhumatisme du genou droit qui l'a tenue au lit pendant trois semaines.

Il y a cinq ans, elle a eu une crise de coliques néphrétiques, et depuis cette époque ses urines charrient un sable rouge.

En juillet 1902, à la suite d'une fièvre grippale, elle a ressenti des douleurs assez vives sur l'épaule gauche. Ces douleurs ont été en augmentant, et elles se sont propagées au bras et à l'avant-bras, et avec une telle intensité que la malade passe des nuits sans sommeil. Les muscles sont, en partie, atrophiés, principalement le trapèze et le deltoïde.

Nous faisons vingt séances de lit condensateur pendant le courant du mois de janvier 1903. Dès les premières séances, la malade ressent un grand soulagement, surtout pendant le jour. Les douleurs de la nuit sont aussi moins violentes, ce qui permet quelques heures de sommeil. Nous pratiquons alors la faradisation des muscles atrophiés. Au bout de quelques séances, la malade sent plus de force dans son bras malade, les muscles réagissent mieux à l'excitation faradique.

Nous faisons encore quatre séances au commencement de février, époque à laquelle la malade quitte Cannes considérablement améliorée, mais non complètement guérie.

Toutefois les douleurs sont plus légères, la malade passe d'excellentes nuits, et elle commence à pouvoir se servir de sa main.

Obs. 4. — Miss St..., âgée de 38 ans, nous est adressée par le docteur Bright, le 27 janvier 1904.

Il y a un an, cette malade, à la suite d'un refroidissement, a été prise de névrite du nerf brachial et cubital droits. Quelques mois après, le bras gauche a été atteint à son tour, et, depuis cette époque, la malade éprouve des douleurs continues qui s'exacerbent la nuit, au point de l'empêcher de dormir.

On lui a appliqué les courants continus en Angleterre, mais ce traitement a plutôt semblé exaspérer les douleurs.

Nous faisons trente-trois séances, d'abord quotidiennes, puis espacées, du 27 janvier au 18 mars.

Les douleurs ont complètement disparu, les muscles reprennent leur développement normal. L'état général s'est aussi notablement amélioré ; le poids de la malade a augmenté de deux kilos pendant la durée du traitement.

Nous avons eu de ses nouvelles dans le courant de mars 1906 ; les douleurs n'ont pas reparu.

Obs. 5. — M. B..., âgé de 48 ans, nous a été adressé par le docteur Lhuillier, le 18 octobre 1904.

Ce malade, arthritique, a eu, il y a six ans, un accès de goutte au gros orteil droit, mais de peu de durée, et qui ne s'est pas renouvelé. Depuis cette époque, il a ressenti fréquemment des douleurs musculaires, sans cependant être obligé de garder un repos absolu.

Dans le courant du mois de juillet, en faisant un effort, il a ressenti brusquement, à l'aine gauche, une douleur extrêmement violente qui l'a tenu au lit pendant deux mois, et depuis lors, ce n'est qu'avec la plus grande difficulté qu'il peut marcher un peu, ce qui, du reste, ne tarde pas à raviver la douleur.

Nous ne pouvons que confirmer le diagnostic de névrite traumatique porté par le médecin traitant.

Nous faisons seize séances quotidiennes de lit condensateur du 18 octobre au 5 novembre.

Dès la seconde séance, le malade a déjà beaucoup moins souffert, et son état s'est progressivement amélioré. Nous espaçons alors les séances de deux en deux jours d'abord, puis deux fois par semaine.

Depuis la fin décembre 1905, les douleurs ne se sont pas renouvelées.

Obs. 6.— Mme C..., âgée de 65 ans, nous est adressée par le docteur Sanders, le 31 décembre 1902.

Fille de père goutteux, elle a été atteinte, il y a une quinzaine d'années, de rhumatisme au genou droit qui l'a tenu à la chambre pendant trois semaines. Il y a cinq ans, elle a eu une crise de coliques néphrétiques, et depuis cette époque ses urines charrient un sable rouge.

Au mois de juillet 1901, à la suite d'une attaque d'influenza, elle a ressenti des douleurs assez vives au niveau de l'épaule gauche, mais sans aucun gonflement de l'articulation. Ces douleurs ont été en augmentant, et elles se sont étendues au bras et à l'avant-bras, au point que la malade passe les nuits entières sans sommeil.

Les muscles sont en partie atrophiés, principalement le trapèze, le deltoïde, et la masse des muscles épitrochléens. Il s'agit donc bien d'une névrite goutteuse, diagnostic porté, du reste, par le médecin traitant.

Nous commençons aussitôt le traitement par des séances quotidiennes de lit condensateur.

Dès les premières séances, la malade s'est sentie soulagée et elle a pu dormir. Au bout de vingt séances, les douleurs ayant à peu près cessé, nous pratiquons le massage des muscles atrophiés au moyen d'une faradisation lente, et dès le mois de février la malade peut quitter Cannes, ressentant encore quelques douleurs de temps à autre, mais passant des nuits excellentes et commençant à pouvoir se servir de sa main.

Obs. 7. — Mme B..., âgée de 74 ans, nous est adressée par le docteur Bright, le 31 janvier 1905.

Cette malade a eu fréquemment des douleurs rhumatismales musculaires, mais elle n'a jamais souffert au point de s'aliter.

Il y a sept à huit mois, elle a ressenti au bras droit une douleur qui a été en augmentant progressivement au point que la malade n'a plus pu s'en servir, et qu'elle doit porter son bras en écharpe. Ces douleurs s'exaspèrent fréquemment pendant la nuit et empêchent le sommeil.

Hypertension artérielle 19 centimètres.

Après une vingtaine de séances quotidiennes, les douleurs ont considérablement diminué, et la malade peut reposer la nuit.

Les séances sont alors espacées de deux, puis de

trois jours, soit en tout trente-cinq séances du 31 janvier au 6 avril. La malade se sent tout à fait bien et la tension artérielle est à peu près normale, 17 centimètres.

Les muscles du bras malade, qui étaient quelque peu atrophiés, ont repris leur développement normal. Nous avons revu la malade un an après. Malgré les rigueurs d'un hiver qui s'est prolongé, la malade n'a plus ressenti de douleurs.

Obs. 8. — Mme C..., âgée de 65 ans, nous fut envoyée par le docteur Sanders le 31 décembre 1902.

Cette malade, fille d'arthritique, avait eu elle-même plusieurs atteintes de rhumatisme goutteux au genou droit, et il y a deux ans, elle avait eu une forte crise de coliques néphrétiques.

Dans le courant du mois de juillet précédent, se trouvant au bord de la mer, par un vent violent, elle ressentit sur le cou, puis sur l'épaule droite, une douleur qui devint de plus en plus intense, et contre laquelle tous les traitements échouèrent.

C'est dans ces conditions qu'elle vint passer l'hiver sur le littoral.

Quand la malade se présente à nous, le bras droit, bien enveloppé, doit être supporté par une sorte de gouttière, et ce n'est que dans cette position que les douleurs sont tolérables.

Les nuits sont surtout mauvaises, et le sommeil est souvent entrecoupé par des crises. Pas d'appétit, faiblesse générale.

Nous faisons vingt-cinq séances du 31 décembre 1902 au 6 février 1903. Les douleurs ont diminué

dès le début du traitement, puis cessé complètement ; en même temps l'état général de la malade
s'est considérablement amélioré, le sommeil est excellent. Il ne reste qu'un état de faiblesse du bras
malade dû à l'amyotrophie occasionnée par la névrite ; mais les muscles commencent à se développer
et les forces reviennent peu à peu.

Obs. 9. — Mme L..., âgée de 57 ans, nous a été
envoyée par le docteur Pelisse, de Paris.

Cette malade, issue d'un père goutteux, n'avait
jamais eu d'autre manifestation de diathèse arthritique que des douleurs musculaires qui lui survenaient fréquemment, mais sans la condamner au
repos.

Il y a deux ans, il lui est survenu une névrite du
bras et de l'avant-bras gauche, s'accompagnant d'une
douleur très vive, qu'aucun traitement, jusqu'à ce
jour, n'était parvenu à calmer.

Les muscles de la région sont fortement atrophiés.

Nous appliquons le traitement par des séances à
peu près quotidiennes, du 27 mars au 17 mai 1905,
soit, en tout, une cinquantaine de séances.

Les douleurs ont d'abord diminué, puis complètement cessé, et les muscles ont repris leur développement normal.

Nous avons revu la malade le mois de septembre
suivant ; les douleurs n'avaient pas reparu. Enfin
elle nous a écrit, en mars 1906, que la guérison se
maintenait, et que la saison d'hiver, qu'elle redoutait
tant, n'avait en rien influé sur sa santé qu'elle considérait maintenant comme définitivement rétablie.

Obs. 10. — M. O..., âgé de 64 ans, nous est adressé par le docteur Sanders, le 17 mars 1905, pour une névrite du bras droit dont il souffre depuis quelques mois.

Nous faisons douze séances quotidiennes du 17 au 30 mars 1906.

Les douleurs ont complètement cessé, et le malade peut se servir aisément de sa main.

Nous devons ajouter que les muscles de l'avant-bras et de la main ne présentaient aucun signe d'atrophie.

Névralgie sciatique

Ce que nous avons dit au sujet des névrites s'appliquera aussi bien, et pour les mêmes raisons, à la névralgie sciatique.

Comme elles, la sciatique reconnaît un très grand nombre de causes dont les unes, telles que le cancer, les hernies, le mal de Pott, certaines maladies de la moelle, ne sont nullement justiciables de l'électrothérapie.

Mais lorsque la sciatique a une origine diathésique, lorsqu'elle accompagne la goutte, le rhumatisme, le diabète, les courants de haute fréquence auront une action des plus salutaires, ainsi qu'on pourra en juger par les observations suivantes :

Obs. 1. — M. le Marquis de M..., âgé de 60 ans, nous est adressé par le docteur Clergue.

Il a éprouvé, il y a dix ans, de violentes douleurs aux deux pieds, avec gonflement des articulations, qui l'ont obligé à garder le lit pendant six semaines.

Nouvelle attaque deux ans après, un peu moins intense.

Il est resté cinq ans n'éprouvant que de légères atteintes qui ne l'ont pas contraint au repos.

Il y a trois ans, il est pris d'une douleur sciatique du côté droit fort douloureuse, qui l'a tenu au lit pendant plus d'un mois.

Depuis, cette douleur s'est renouvelée tous les ans, et le 24 mars 1903, elle est encore trop violente pour que le malade puisse se rendre à notre cabinet.

Le 1er avril, nous pouvons commencer le traitement. La pression artérielle est de 19 centimètres.

Du 1er au 11, séances quotidiennes de lit condensateur. A ce moment le malade ressent les douleurs prodromiques des crises, sans que celles-ci se soient déclarées. On constate cependant un léger gonflement des articulations des phalanges.

Après quelques séances espacées de plus en plus, le gonflement disparaît. Il n'y a plus aucune trace de douleur.

Nous suspendons le traitement le 23 mai.

Le malade a été revu en 1905 et en 1906. Les douleurs sciatiques ne s'étaient jamais reproduites.

Obs. 2. — M. B..., âgé de 79 ans, est venu nous trouver, sur le conseil du docteur Bright, le 29 janvier 1904, pour une névralgie sciatique gauche durant depuis environ dix-huit mois, et ayant amené

un certain degré d'amyotrophie de tout le membre
inférieur.

Le malade marche difficilement, et les douleurs
sciatiques sont, de temps à autre, assez violentes
pour l'obliger à garder la chambre et lui occasionner de l'insomnie.

Le traitement, commencé aussitôt, ne tarde pas
à amener une notable amélioration, au point que,
après la dixième séance, le malade a pu faire, sans
fatigue, une promenade de deux kilomètres. Nous
continuons le traitement : 22 séances en février, 16
en mars, 2 en avril. Le malade dort bien, n'éprouve
plus la moindre douleur, la jambe et la cuisse
gauches ont repris leur épaisseur normale. Enfin le
malade peut faire des marches de deux ou trois
heures.

Obs. 3. — M. H..., âgé de 68 ans, nous a été
adressé par le docteur sir Henry Blanc, le 10 février 1904.

Ce malade a éprouvé, à différentes époques, de
légères atteintes de goutte, quelquefois de l'eczéma,
mais peu intense, et dont il ne s'était jamais préoccupé.

Il y a un an, il a été pris d'une névralgie sciatique
très intense qui l'a obligé à garder le lit pendant
plusieurs semaines, et pour laquelle il a fait un traitement aux bains de Harrowgate, mais sans grand
résultat.

C'est alors qu'il fut envoyé dans le midi, dans
l'espoir que la douceur du climat lui serait plus

favorable, et que, les douleurs persistant toujours, le traitement électrique lui fut conseillé.

Quand il se présente à notre cabinet, il marche très difficilement, appuyé sur la personne qui l'accompagne ; les douleurs sont très violentes, surtout la nuit, où elles l'empêchent de dormir ; les muscles de la cuisse et de la jambe sont en partie atrophiés.

Nous faisons des séances quotidiennes de lit condensateur.

Après la première semaine, le malade marche un peu mieux, et les douleurs ont assez diminué pour lui permettre de prendre du repos pendant la nuit ; mais les mouvements sont toujours pénibles. Le traitement est continué par des séances d'abord quotidiennes, puis espacées de deux en deux jours, jusqu'au 11 avril, c'est-à-dire pendant deux mois.

A ce moment, la douleur sciatique a totalement disparu ; l'état général du malade s'est notablement amélioré, grâce à la cessation des souffrances et à un sommeil réparateur.

Toutefois les muscles sont encore faibles et le malade ne peut faire de longues promenades sans éprouver une certaine fatigue.

Obs. 4. — Miss D..., âgée de 26 ans, nous a été adressée par le docteur Bright pour une névrite aux deux bras, datant de cinq ou six mois.

Malheureusement le séjour de la malade à Cannes est très limité, et nous ne pouvons lui faire que dix séances du 10 au 21 mars 1904.

Néanmoins nous avons pu obtenir une amélioration assez notable dans ce court espace de temps ; les douleurs ont assez diminué pour permettre à la malade de dormir ; toutefois les mouvements sont encore pénibles, et malgré la promesse que la malade nous avait faite, de nous écrire, nous n'avons pas pu savoir quelle avait été la suite de ce trop court traitement.

Obs. 5. — M. le colonel W..., âgé de 65 ans, nous a été adressé par le docteur Mac-Dougall, le 7 décembre 1904.

Issu d'un père goutteux, ce malade est fréquemment sujet à des douleurs lombaires dont le massage et quelques frictions arrivent à le débarrasser en quelques jours.

Toutefois, il y a deux mois environ, ces douleurs se sont étendues à tout le membre inférieur droit sous la forme de névralgie sciatique, et, ces derniers jours, il est survenu des crises assez violentes pour l'obliger à garder la position horizontale.

Nous faisons douze séances quotidiennes, du 7 au 19 décembre. A ce moment les douleurs ont considérablement diminué. Ce malade a pu partir pour la Suisse, appelé auprès d'un membre de sa famille.

Malgré un séjour de deux semaines dans un climat extrêmement froid, l'amélioration s'est continuée, et, à son retour, le malade n'a plus ressenti aucune douleur.

Obs. 6. — Mme de K..., âgée de 46 ans, nous a été adressée par le docteur Bright, le 8 décembre 1904.

Cette malade, issue de parents goutteux, a été atteinte, au mois de juillet 1903, de douleurs lombaires qui se sont bientôt étendues au nerf sciatique droit. Depuis quelques jours, ces douleurs sont devenues de plus en plus violentes, surtout la nuit, et la malade ne marche que péniblement, appuyée sur deux cannes.

En outre, la circulation générale est mauvaise ; les extrémités sont froides, la face cyanosée ; manque absolu d'appétit, digestions difficiles.

Après une douzaine de séances quotidiennes, il y a une amélioration très notable. La circulation est meilleure, la cyanose de la face a disparu ; les nuits sont bonnes, les digestions plus faciles ; la malade ne s'appuie plus que légèrement sur une canne. Le traitement, continué jusqu'au 9 janvier, a amené une disparition à peu près complète des douleurs. Malheureusement la malade était atteinte d'un cancer du sein qui s'était propagé à tout le système lymphatique, amenant ainsi une infection générale, et nous avons appris que la malade avait succombé dans le courant du mois de mai, quelques jours après son départ de Cannes.

Obs. 7. — M. le Comte de Wh..., âgé de 45 ans, ancien officier dans la marine anglaise, nous avait été adressé en janvier 1905, par le docteur Sanders, pour suivre un traitement par les courants de haute fréquence, en raison de l'état défectueux de sa circulation générale.

Nous fîmes une quarantaine de séances, du 5 janvier au 17 février, qui, ajoutées au traitement médical, eurent pour effet de ramener une santé très chancelante depuis plusieurs années.

Un an après, le 5 février 1906, le malade, dont la santé était restée excellente, vint nous trouver, sur les conseils de son médecin, pour une douleur sciatique assez intense qui lui était survenue pendant un voyage en automobile qu'il venait de faire de Cannes à Biarritz et retour.

Nous fîmes quatorze séances du 5 au 24 février. Les douleurs ont cessé dès la huitième séance ; il ne restait plus qu'une certaine sensation de raideur que les six séances suivantes ne tardèrent pas à faire disparaître.

Un mois après, le 22 mars, le malade nous écrit que les douleurs ne se sont pas renouvelées, et que sa santé générale est redevenue aussi bonne qu'avant son malencontreux voyage.

Obs. 8. — M. St...., âgé de 63 ans, nous a été adressé par le docteur Douty, le 10 mars 1906.

Ce malade, de tempérament arthritique, ressent assez fréquemment des douleurs lombaires, mais pas assez intenses pour le condamner au repos.

Il y a un mois, à la suite d'une promenade en automobile, le lombago a été plus tenace, et il s'est compliqué d'une névralgie sciatique du côté gauche.

Nous faisons dix-sept séances consécutives de lit condensateur, au bout desquelles, la douleur ayant disparu, le malade, insuffisamment corrigé par cette première expérience, part pour Paris en automobile, et nous avons appris avec satisfaction qu'il n'avait pas eu à regretter son imprudence.

Lithiases biliaire et urique.

Le docteur Moutier a, le premier, signalé l'action calmante des courants de haute fréquence dans les coliques hépatiques et néphrétiques.

Nous rapportons ci-après trois observations, l'une de lithiase biliaire, les deux autres de lithiase rénale, dans lesquelles nous avons obtenu non seulement l'élimination plus facile des calculs ou graviers contenus dans les canaux d'élimination, mais d'où il semblerait résulter une modification assez profonde dans les fonctions du foie et des reins pour prévenir de nouvelles manifestations de la lithiase.

Le traitement par les courants de haute fréquence n'aurait donc pas seulement pour effet de diminuer la longueur et l'intensité des coliques soit hépatiques, soit néphrétiques, mais elle aurait, sur ces manifestations spéciales de l'arthritisme, les mêmes effets curatifs que nous avons observés dans les autres accidents de cette diathèse.

Ces cas sont évidemment trop peu nombreux pour en tirer des conclusions aussi affirmatives que nous l'aurions désiré; ils sont toutefois assez encourageants pour permettre de recourir au traitement au moment des crises, lors même que l'on ne devrait qu'obtenir une diminution dans leur durée et dans leur intensité.

Obs. 1. — En novembre 1903, nous avons communiqué à la Société française d'électrothérapie l'observation d'un malade qui nous avait été adressé, en décembre 1902, par le docteur Révillet. Il s'agissait d'un homme, âgé de 34 ans, ayant déjà présenté des atteintes de rhumatisme goutteux, et qui, depuis quatre années, accusait une douleur continue, mais avec de nombreuses exacerbations, sur la région thoracique et à l'hypochondre du côté droit. En outre, manque absolu d'appétit, grand état de faiblesse. Quelques séances de lit condensateur déterminèrent une crise très violente à l'occasion de laquelle le médecin traitant porta le diagnostic de coliques hépatiques.

Après trois jours de crise, les douleurs cessent brusquement ; le malade se sent mieux, il mange, digère et dort bien ; son état général s'est considérablement amélioré ; sa tension radiale, qui était de 11 centimètres au début du traitement, s'est élevée, à la fin du mois d'avril, à 16 centimètres.

Le malade peut marcher et se livrer à ses occupations sans la moindre fatigue. Enfin son poids a augmenté de six kilogrammes en quatre mois.

Depuis cette époque les coliques hépatiques ne se sont pas renouvelées.

Obs. 2. — M. B..., âgé de 65 ans, ancien maître d'hôtel, nous est adressé par le docteur Cochot, le 6 janvier 1902.

Il nous confesse que, depuis son jeune âge, il s'est livré à de nombreux excès de nourriture et de boisson. Aussi, depuis une dizaine d'années, a-t-il été sujet à toutes les manifestations de l'arthritisme : troubles de la circulation, sensation générale de froid, douleurs articulaires, poussées d'eczéma, etc. La vue a notablement baissé par suite d'amblyopie toxique (alcool et tabac); ses facultés intellectuelles, et surtout sa mémoire, ont fortement baissé. Mais ce dont il souffre le plus, c'est de l'état de ses reins et de sa vessie.

Dans le courant de l'année précédente, il a été atteint de néphrite albuminurique qui l'a obligé à garder le lit pendant plusieurs semaines. Puis il est survenu des coliques néphrétiques, de la cystite, de la gravelle ; il éprouve actuellement de violentes douleurs à la vessie, et il passe des nuits très mauvaises par suite de fréquents besoins d'uriner.

Nous commençons le traitement le 6 janvier par une séance de quinze minutes sur le lit condensateur.

Après cette première séance, le malade ressent un certain soulagement, et après la seconde, il a pu faire sans fatigue une promenade de près de quatre kilomètres, ce qu'il n'avait pu faire, dit-il, depuis plusieurs mois.

Après dix séances, les douleurs articulaires ont complètement disparu, de même que celles de la vessie. Celle-ci est plus tolérante, et l'émission de l'urine n'a plus lieu que deux ou trois fois la nuit. La gravelle, plus intense au début du traitement, a complètement cessé.

L'état général du malade s'est considérablement amélioré.

Nous avons revu le malade dix mois après, le 15 décembre 1902. Il a passé un excellent été, mais les premiers froids ont réveillé ses anciennes douleurs en même temps que son intolérance vésicale. Nous faisons une quinzaine de séances espacées dans le courant de l'hiver 1902-1903.

L'année 1903-1904 s'est écoulée sans que nous voyions le malade.

Il est venu nous revoir en avril 1905.

Son état général est excellent. Depuis plus de deux ans, il n'a pas eu de gravelle. Les douleurs de la vessie n'ont pas reparu.

Obs. 3. — Un de nos amis, M. B..., âgé de 57 ans, arthritique, avait ressenti à plusieurs reprises, depuis dix-huit mois environ, des crises de coliques néphrétiques intenses qui étaient suivies d'émissions de graviers assez volumineux.

Nous lui fîmes une quarantaine de séances de lit condensateur en janvier et en février 1903. Depuis cette époque les coliques néphrétiques ne se sont pas renouvelées, l'émission des graviers a complètement cessé.

En avril 1905, le malade ayant ressenti quelques douleurs à l'épaule gauche, nous recommençâmes le traitement, et il ne fut pas peu surpris de constater après la cinquième ou sixième séance, que ses urines renfermaient une assez grande quantité de graviers, mais beaucoup plus fins, ayant plutôt l'aspect d'un sable rouge. Cette émission n'avait d'ailleurs été précédée d'aucune douleur le long des urétères. Elle dura une douzaine de jours, puis cessa, alors que le traitement fut continué pendant quinze jours après cette cessation.

Le malade vint nous retrouver un an après, en avril 1906, n'ayant ressenti aucune douleur, ni émis aucun gravier depuis le traitement, mais nous demandant à le reprendre pendant quelques jours.

Au bout de quatre séances, le même fait se reproduisit, les urines charrièrent encore un sable rouge moins abondant que celui de l'année précédente, et cette émission cessa au bout de cinq ou six jours.

L'action stimulante des courants de haute fréquence sur la circulation rénale et sur l'élimination des produits lithiasiques ne paraît pas ici, contestable, et le malade leur attribue, non seulement la disparition des coliques néphrétiques, mais aussi celle des douleurs rhumatismales qui le faisaient souffrir depuis plusieurs années, et qui ne se sont pas renouvelées depuis le premier traitement qu'il a suivi en 1904.

Maladie de Raynaud.

La *maladie de Raynaud*, appelée aussi *asphyxie locale* et *gangrène symétrique* des extrémités, est caractérisée par un arrêt de la circulation capillaire survenant symétriquement aux mains ou aux pieds. Toutefois cette symétrie

n'existe pas toujours, et il n'est pas excessivement rare de ne la rencontrer qu'à l'un ou à
l'autre membre; mais, si l'on y porte une grande
attention, on verra que, dans ces cas, le membre qui paraît indemne présente aussi quelques
troubles circulatoires pouvant être considérés
comme le premier degré de l'affection.

Quoi qu'il en soit, la maladie de Raynaud est
consécutive à des troubles névro-trophiques qui
nous paraissent constituer une manifestation
de l'arthritisme.

On a objecté à cette opinion que, très souvent,
l'affection survient chez des personnes dont la
santé générale est parfaite, et n'ayant jamais
présenté d'autres accidents de la diathèse arthritique. Cette objection n'est pas absolument
convaincante. Nous avons vu que si les manifestations arthritiques constituent des syndromes généralement multiples, il est des cas cependant où ces syndromes se présentent complètement isolés.

Et d'ailleurs, même dans ces derniers cas, si
l'on remonte aux antécédents des malades, on
trouve presque toujours qu'ils sont issus de parents arthritiques. C'est, en tous cas, ce que l'on
peut constater chez les deux malades dont nous
relatons ci-après l'observation.

OBS. 1. — Miss M..., âgée de 34 ans, nous est adressée par le docteur Sanders, le 1er décembre 1903.

Cette malade, fille de père et de mère goutteux, a été sujette depuis l'âge de 15 ans, époque de sa formation, à des céphalées très violentes, principalement pendant les périodes menstruelles. Néanmoins celles-ci étaient et sont restées régulières, sans être accompagnées de douleurs abdominales.

En novembre 1902, à Cannes, et quoique la température fût encore très douce, elle ressentit aux mains une impression très vive de froid, et, même en se tenant auprès du feu, elle ne parvenait pas à les réchauffer. Puis les doigts devenaient rouges, tuméfiés, raidis au point de ne pouvoir tenir un porte-plume. Elle ne jugea pas cependant utile de consulter un médecin, attribuant cet état à des engelures, et elle vit ces phénomènes disparaître peu à peu au mois de février suivant alors que la température était beaucoup plus froide.

A partir de ce moment, le malade put se servir de ses mains, comme de coutume, tout en conservant une certaine sensation de froid.

Dans les premiers jours de novembre 1903, les mêmes phénomènes de l'année précédente survinrent, mais avec plus d'intensité : peu de douleurs, mais sensation de froid très intense. Les mains et les doigts devinrent très tuméfiés, couleur lie-de-vin ; les articulations des phalanges étaient comme ankylosées, au point que la malade ne pouvait tenir aucun objet, même d'un volume assez gros comme le manche d'un balai. Cette teinte cyanique et cette tuméfaction s'arrêtaient brusquement au niveau des

poignets, comme si les mains avaient été plongées
dans un liquide colorant, et les avant-bras présentaient une coloration normale.

C'est dans ces conditions qu'elle se décida à consulter le docteur Sanders, lequel nous l'adressa, le
1er décembre 1903, avec le diagnostic d'affection névropathique des mains.

L'examen que nous fîmes de la malade ne pouvait que confirmer ce diagnostic ; nous nous trouvions bien, en effet, en présence d'un cas typique
de la maladie de Raynaud à la période congestive.
Nous commençons immédiatement le traitement par
les courants de haute fréquence et nous faisons des
séances quotidiennes de dix minutes que nous portons bientôt à quinze minutes.

Dès la troisième séance, on constate une amélioration très manifeste ; les doigts sont moins
rouges, moins tuméfiés, moins raidis, et la malade
peut saisir facilement les poignées du lit condensateur, alors que, à la première séance, elle avait dû
se contenter d'y appuyer la paume des mains.

A partir de la dixième séance, le gonflement et
la rougeur des mains avaient presque complètement
disparu, il ne restait que quelques taches rouges au
niveau des articulations des dernières phalanges.

Nous ne faisons plus qu'une séance tous les deux
jours, jusqu'au 4 janvier 1904, jour de notre dernière séance, les mains présentant un aspect normal.
La malade peut se livrer à des travaux de couture
sans ressentir la moindre fatigue ; il ne subsiste
qu'une légère sensation de froid aux mains, sensation qui, elle-même, avait disparu lorsque nous re-

vîmes la malade quinze jours après la cessation du traitement.

Nous avons revu encore une fois la malade quatre mois après, le 10 mai. L'état de ses mains s'est maintenu aussi bon que possible, et elle a pu se livrer sans fatigues à ses occupations habituelles de couture et de broderie. On ne constate plus aucune trace de cyanose, aucune douleur, aucune sensation de froid, mais les mains sont encore imprégnées d'une légère sueur.

Le docteur Sanders a eu récemment (décembre 1906) des nouvelles de la malade, et il nous a informé que ces troubles trophiques ne s'étaient pas reproduits.

Dans un précédent travail (1) nous avons publié l'observation suivante que nous croyons utile de reproduire in extenso :

Obs. 2. — Mrs L..., âgée de 36 ans, nous a été adressée par les docteurs Mac-Dougall et Gibson. Voici la traduction résumée des notes fournies par ce dernier : « Miss L..., d'une famille où l'on a constaté de nombreux cas de rhumatisme et de goutte, a une sœur qui a été atteinte, pendant plusieurs années, de goître exophtalmique, et qui est aujourd'hui à peu près guérie de cette maladie. Depuis sa plus

____

(1) Action thérapeutique des courants de haute fréquence dans les troubles trophiques et vaso-moteurs (*Annales d'électrobiologie*, 1904).

tendre enfance, la malade a été sujette, tous les hivers, à de fortes engelures qui lui ôtaient, pendant plusieurs semaines, l'usage de ses mains.

« Mariée à 20 ans, sa vie, à partir de ce moment, a été malheureuse. Six semaines après un premier accouchement survenu dans la première année de son mariage, accouchement qui fut extrêmement laborieux, elle a été atteinte d'une hémiplégie de tout le côté droit, mais affectant plus spécialement le bras. Cette hémiplégie dura environ trois mois, mais le bras resta néanmoins faible.

« En avril 1902, elle fut atteinte d'influenza, laquelle amena du rhumatisme des muscles du cœur et de la poitrine. Cela dura environ sept semaines, puis grande faiblesse tout l'été. Au mois de novembre suivant la malade ressentit une violente douleur, d'abord au pouce droit, puis cette douleur s'étendit au reste de la main et à tout le membre. D'abord lancinante et à intervalles éloignés, cette douleur devint progressivement permanente, présentant des exacerbations tellement violentes, surtout aux époques menstruelles, qu'elles arrachaient des cris à la malade. La main, habituellement froide, était, à ces moments, véritablement glacée, et aucun moyen ne pouvait parvenir à la réchauffer. Plusieurs traitements, indépendamment de ceux qui s'adressaient à l'état général, toujours très défectueux, de la malade, avaient été tentés pour ramener la circulation dans le membre ; la galvanisation, le massage, les bains d'air chaud hyperthermaux (bains de Dowsing), rien ne parvint à amener la moindre sédation dans ces symptômes, mais en provoquait parfois l'exacerbation, et la maladie suivait toujours sa marche fatalement progressive. »

C'est dans ces conditions que la malade nous a été amenée le 13 janvier 1904.

La main droite est pâle, couleur de cire ; les doigts sont amincis et effilés ; la peau, indurée, présente une teinte jaunâtre. Les articulations interphalangiennes sont comme ankylosées, les doigts sont allongés et ne sont susceptibles que de mouvements extrêmement limités sur les articulations métacarpo-phalangiennes.

La face antérieure des doigts est recouverte d'un épiderme rugueux, parcheminé, qui s'est produit peu à peu, sans avoir été précédé de la formation de phlyctènes. Il n'y a jamais eu de traces d'eschares. La main gauche est un peu épaissie et présente une légère teinte cyanosée, mais elle n'est le siège d'aucune douleur, si ce n'est une sensation presque constante de froid.

Le diagnostic de maladie de Raynaud a été porté par les médecins qui ont soigné la malade en Angleterre, et ceux qui l'ont vue à Cannes ont confirmé ce diagnostic.

Nous nous y sommes d'abord rallié nous-mêmes; mais, en observant la malade plus longuement, en considérant la marche de la maladie, l'absence presque complète de symétrie, l'état d'amincissement des doigts, l'induration scléreuse des téguments, l'immobilité des articulations interphalangiennes, nous avons pensé que nous nous trouvions en présence d'une affection beaucoup plus grave, avoisinant la sclérodactylie, un de ces états mixtes,

signalés par les auteurs, état qu'il est difficile de
classer dans l'une ou l'autre de ces deux catégories,
mais qui peuvent bien avoir débuté par l'asphyxie
locale des extrémités, pour se terminer par les
troubles plus profonds de la sclérodermie.

Malgré la gravité de l'affection, et en raison même
de l'inefficacité des nombreux traitements employés,
nous n'hésitons pas à essayer l'action des courants de
haute fréquence, dans l'espoir de modifier et d'améliorer ce nervo-trophisme, et nous faisons une application quotidienne de ces courants sur le lit condensateur pendant dix minutes.

Au bout des premières séances, il semble que l'on
a déjà obtenu une certaine amélioration ; les douleurs sont moins violentes, le sommeil est meilleur,
et les doigts paraissent un peu moins ankylosés.

Après huit nouvelles séances, l'amélioration est
très manifeste ; la cyanose de la main gauche, ainsi
que le gonflement, ont totalement disparu, et ne se
sont pas renouvelés pendant toute la durée du traitement. Quant à la main droite, elle est le siège de
douleurs beaucoup moins violentes ; la malade n'é-
prouve plus cette sensation si pénible de froid dont
non seulement les mains, mais même les pieds,
étaient le siège. En un mot la circulation périphérique est beaucoup plus active.

En outre, la face palmaire des doigts ne présente
plus un aspect aussi parcheminé, l'épiderme est
normal, sauf sur le pouce où l'on observe encore
une large plaque rugueuse.

Nous continuons le traitement jusqu'au 20 avril, en
espaçant les séances et en n'en faisant plus que trois

par semaine, toujours d'une durée de dix minutes
au maximum, quelquefois moins, car il arrivait
parfois que, sous l'influence du courant, la main se
réchauffait très brusquement, ce qui provoquait des
douleurs lancinantes sur le bras et sur l'épaule, auquel cas nous jugions prudent d'arrêter la séance.

Enfin, le 20 avril, la malade quitte Cannes. L'état
local s'est encore considérablement amélioré ; la
main, moins pâle, jouit de mouvements plus étendus ; les tissus sont moins rétractés, les crises douloureuses se sont espacées de plus en plus et elles
sont moins intenses, au point que la malade a pu
rester toute une semaine sans ressentir de douleurs.
Le sommeil est bon, l'appétit s'est relevé ; la malade
n'a plus ce faciès souffreteux qui excitait la pitié
autour d'elle, en un mot, l'état général est devenu
infiniment meilleur.

Quelle sera la suite de ce traitement forcément
écourté ?

L'avenir seul nous l'apprendra ; toutefois étant
donné que la maladie a été non seulement arrêtée
dans sa marche progressive pendant plus de quatre
mois, mais aussi que l'on a constaté une amélioration manifeste, incontestable, alors que tous les
autres traitements semblaient, au contraire, avoir
eu une influence nuisible, au point que la malade
était bien décidée à y renoncer, nous avons tout lieu
d'espérer que cette amélioration ne s'arrêtera pas
et que, en continuant le traitement par les courants
de haute fréquence, on pourra faire un pas de plus
vers la guérison.

Ce pas a été fait, et bien plus grand qu'on n'aurait

osé l'espérer. La malade revient, en effet, passer
l'hiver dans le midi, et elle se présente dans notre
cabinet le 2 janvier 1905. Son état général s'est
maintenu aussi bon que possible ; les douleurs,
rares et d'intensité légère, ne se manifestent guère
qu'à l'approche des règles, alors que, avant le traitement, elles étaient tellement violentes qu'elles arrachaient des cris à la malade.

L'état de la main s'est considérablement modifié,
elle présente aujourd'hui un aspect normal, sauf
une légère teinte cyanotique, les doigts ne sont plus
si exsangues, ni si amincis ; on peut leur imprimer
quelques mouvements de flexion et d'extension qui
étaient encore impossibles lors de la suspension du
traitement, au mois d'avril précédent.

L'amélioration s'était donc accentuée depuis la
cessation du traitement, et ce résultat ne pouvait
que nous encourager à y recourir encore une fois,
pendant le temps que la malade devait séjourner à
Cannes. Toutefois, nous espaçons les séances et
nous en faisons seulement une trentaine du 2 janvier au 3 avril 1905, soit une dizaine par mois. Cela
a suffi pour amener encore un très heureux changement dans l'état de la main, dont les mouvements
de flexion et d'extension sont devenus de plus en
plus faciles. Les douleurs ont cessé depuis le début
de la reprise du traitement et elles n'ont reparu
qu'un seul jour, à la suite d'un refroidissement.
Toute trace de cyanose a complètement disparu.

Nous avons reçu des nouvelles de la malade en
avril 1906. Elle a passé la seconde partie de l'hiver
à Menton, ayant été retenue en Angleterre jusqu'au

mois de février, pour donner des soins à son fils atteint d'une grave fièvre typhoïde à rechutes, qui a duré plus de deux mois. A la suite de ces émotions et de ces fatigues, les douleurs étaient quelque peu revenues, mais le repos et le séjour dans le midi en ont eu raison, sans qu'il ait été besoin d'avoir recours au traitement.

En présence d'un tel résultat, nous pouvons, croyons-nous, nous départir de la réserve que nous nous étions prudemment imposée au point de vue du pronostic, et exprimer franchement notre croyance en une prochaine et complète guérison.

Radiodermite.

Les résultats si favorables obtenus sur les troubles trophiques locaux par les courants de haute fréquence nous ont engagés, le docteur Redon et moi, à appliquer ce traitement chez les malades soumis à la radiothérapie.

Il n'est pas, en effet, exagéré d'assimiler, sinon dans leur origine, du moins dans leurs effets, ces troubles trophiques aux accidents déterminés par l'usage des rayons X.

Aussi le docteur Redon a-t-il pris l'habitude d'appliquer des effluves locales de haute fréquence sur les points en traitement, dans les intervalles des séances de radiothérapie.

Est-ce à cause de cette précaution! Toujours

est-il que M. Redon n'a jamais observé chez ses malades la moindre trace de radiodermite.

Nous n'avons donc pas eu l'occasion de soigner des radiodermites.

Mais étant donné les troubles trophiques dont elles sont la conséquence, et l'assimilation de ces troubles trophiques à ceux de la maladie de Raynaud, nous pensons qu'on obtiendrait des résultats aussi favorables du traitement par les courants de haute fréquence sur le lit condensateur, et nous engageons vivement les personnes qui, professionnellement, sont exposées à l'action des rayons X, et qui présentent aux mains les premières manifestations de la radiodermite, de s'appliquer ce traitement, absolument inoffensif, et qui, pensons-nous, les mettrait à l'abri de ces accidents parfois assez graves pour déterminer la mort, ainsi qu'on en a vu de trop nombreux et de trop regrettables exemples.

Dermatoses arthritiques.

Nous signalerons, parmi les dermatoses arthritiques, des hyperhémies cutanées fugaces, des *rash*, qui se présentent, le plus souvent, sous forme de plaques rouges plus ou moins étendues dans lesquelles la pression du doigt détermine une tache blanche qui disparaît presque aussitôt. Elles s'accompagnent souvent de démangeaisons telles qu'il est impossible aux malades de dormir.

D'autres fois, cette éruption, plus limitée, a l'aspect d'un nœvus qui serait intermittent, mais qui se reproduit généralement toujours au même endroit et avec les mêmes contours.

Ces poussées érythémateuses durent généralement quelques heures, mais parfois plusieurs jours, et elles disparaissent sans laisser après elles aucune trace; ni saillie de la peau, ni suintement, ni desquamation.

C'est surtout dans le sexe féminin que nous les avons observées, et si elles ne sont pas d'une bien grande gravité, elles n'en sont pas moins fort désagréables pour les personnes qui en sont atteintes, d'autant plus qu'elles se manifestent généralement sur les parties découvertes.

Nous décrirons les deux cas que nous avons observés :

Obs. 1. — Lady M. nous est adressée, le 3 avril 1902, par le docteur Sanders.

Agée de 44 ans, fille de père goutteux, elle a été atteinte, il y a dix ans, d'une première crise de rhumatisme aux genoux, laquelle s'est renouvelée à plusieurs reprises depuis cette époque, alternant avec des poussées d'eczéma sur les cuisses et sur les jambes. Il y a trois ans, elle a eu des accès goutteux dans les articulations des gros orteils et, plus tard, dans les phalanges des deux mains.

Depuis cette époque, elle voit souvent sa peau devenir subitement rouge sur une assez grande étendue, tantôt sur la poitrine et sur le dos, tantôt sur les bras. Ces poussées surviennent au moindre écart de régime, le plus souvent lorsque la malade est décolletée, ce qui la contrarie d'autant plus, au point de vue esthétique, que ses épaules sont fort belles.

Enfin elles lui causent des démangeaisons et des insomnies fort pénibles.

Nous appliquons les courants de haute fréquence sur le lit condensateur.

Après les quatre premières séances, la malade éprouve une amélioration notable ; elle dort beaucoup mieux, le rash est moins étendu et surtout d'une plus courte durée. Elle remarque que ses urines sont devenues très chargées.

Nous faisons huit nouvelles séances quotidiennes, soit douze en tout. Les trois derniers jours, il n'y a pas eu de poussée, par conséquent pas de démangeaisons, et les nuits sont excellentes.

Obs. 2. — Mme P..., âgée de 25 ans, nous a été adressée par le docteur Pascal, le 1er mars 1906. Cette jeune femme était sujette, depuis deux ou trois ans, à des poussées de rougeur à la face qui survenaient souvent sans cause appréciable, mais surtout au moment des repas. Un régime alimentaire assez sévère lui fut conseillé, mais sans amener aucun changement. La circulation dans les mains est aussi très défectueuse, et elles présentent souvent de la rougeur et de la tuméfaction en même temps qu'une sensation constante de froid. Nous appliquons le traitement par les courants de haute fréquence, d'abord par des séances quotidiennes, puis de plus en plus espacées, et nous faisons en tout une soixantaine de séances. Dès les premières, la circulation s'améliore : les poussées de rougeur de la face diminuent de fréquence et d'intensité ; l'état cyanotique des mains s'atténue, puis disparaît en même temps que la sensation de froid. La malade quitte Cannes le 15 mai et, depuis deux semaines, elle n'a plus observé la plus légère poussée, ni à la face, ni aux mains.

Psoriasis.

Obs. 3. — M. D..., âgé de 63 ans, issu d'un père goutteux, est atteint de psoriasis depuis l'âge de 40 ans.

L'affection a débuté aux extrémités et à la tête, puis elle s'est propagée aux membres et au tronc où elle est extrêmement confluente.

Nous commençons le traitement le 7 avril 1902, par des séances de lit condensateur de dix minutes de durée, suivies d'applications, pendant cinq minutes, d'effluves de haute fréquence sur le dos où l'éruption et la démangeaison sont le plus intenses.

Après la huitième séance, l'aspect du psoriasis a bien changé ; il est moins saillant, moins rouge ; il devient plus sec et il se desquame. Le malade éprouve un certain bien-être ; le goût et l'odorat, qui étaient fortement émoussés, deviennent plus sensibles.

A la quinzième séance, on commence à apercevoir quelques îlots de peau saine.

Le traitement est continué jusqu'au 9 mai, soit, en tout, trente séances.

Nous avons revu le malade à plusieurs reprises depuis cette époque, et quoique le psoriasis soit loin d'avoir complètement disparu, il ne présente plus les périodes d'exacerbation autrefois si pénibles pour lui ; aussi, satisfait de ce bien-être relatif, il ne juge pas utile de reprendre le traitement.

Eczéma généralisé.

Obs. 4. — M. le colonel F.-G., âgé de 54 ans, nous est adressé par le docteur Sir Henry Blanc.

Fils de père goutteux et de mère rhumatisante, ce malade a été atteint, vers l'âge de 36 ans, d'une violente poussée d'eczéma sur le tronc, sur les jambes et sur la face. Depuis cette époque, l'eczéma a présenté des périodes d'accalmie, mais il n'a jamais entièrement disparu. Il s'accompagnait de violentes démangeaisons et de desquamation. Le malade a été envoyé dans toutes sortes de stations balnéaires : Luchon, Aix-la-Chapelle, Hombourg, Monte Cattini, Hamman Rhira, Loèche, etc. A la suite de ces diverses saisons il éprouvait une amélioration passagère, mais de courte durée. Il a été consulter le Pʳ Hunna, et il est resté pendant six mois en traitement dans sa maison de santé, mais sans grand résultat.

25 mars 1902. — Le malade présente une poussée très confluente, non seulement sur le tronc et sur les jambes, mais aussi sur la face et sur le cuir chevelu. Sa tension artérielle est de 20 centimètres 1/2. Nous appliquons le lit condensateur pendant dix minutes et des effluves de haute fréquence pendant cinq minutes, sur la face et sur le cuir chevelu.

Du 25 mars au 7 avril, jour du départ du malade, nous faisons dix séances.

Dès les premières séances, les démangeaisons ont considérablement diminué, l'eczéma du tronc est moins confluent, et, à la cessation du traitement, il a presque totalement disparu sur la face et le cuir chevelu.

La tension artérielle est descendue à 19 centimètres.

2 mars 1903. — Le traitement de l'année dernière a considérablement diminué l'eczéma ; il n'y a pas eu de poussées confluentes comme les années précédentes. La face et le tronc ne présentent plus qu'une sorte de pointillé acnéiforme : l'eczéma est surtout confluent aux cuisses et aux jambes. Le malade ne s'astreint pas à suivre un traitement régulier.

Du 2 mars au 20 avril, nous ne faisons que 13 séances, au bout desquelles cependant il se trouve notablement amélioré.

Acné rosacé.

Obs. 5. — Mʳˢ Th..., âgée de 36 ans, fille de père et de mère arthritiques, est venue passer quelques jours auprès de sa mère atteinte de névrite goutteuse. En accompagnant sa mère en traitement à notre cabinet, elle nous demande si le traitement électrique ne pourrait avoir aucune action bienfaisante sur l'acné rosacé dont elle est atteinte. Cet acné a débuté, il y a deux ans, sur les pommettes des deux joues, et de là il a envahi le nez qui est rouge et tuméfié. La malade a eu, en outre, des poussées d'eczéma aux seins et entre les épaules, et elle a ressenti fréquemment des douleurs rhumatismales.

Nous lui proposons le traitement par les courants de haute fréquence que nous appliquions à sa mère, en alternant d'un jour à l'autre avec des effluves de haute fréquence appliquées localement. Au bout des sept séances que nous avons faites, la malade ne pouvant prolonger son séjour, nous constatons que le nez a complètement désenflé et que la rougeur est à peine apparente ; celle des joues a totalement disparu.

Quelques semaines après, elle écrivait à sa mère que la rougeur du nez avait complètement cessé et qu'elle se considérait comme guérie.

Eczéma.

Obs. 6. — M. B..., âgé de 34 ans, nous a été adressé, le 2 mars 1904, par le docteur Rondeau.

Issu de parents goutteux, ce malade a eu, dans son enfance, de fréquentes poussées éruptives dont il ne peut pas bien indiquer la nature. Il y a deux ans, il a été atteint d'un eczéma sur toute la marge de l'anus, qui lui occasionnait de violentes démangeaisons, sans que rien n'ait pu les atténuer. L'année suivante, l'éruption s'est étendue à tout le scrotum qui est fortement épaissi, et est le siège de démangeaisons et de cuissons parfois intolérables.

La tension artérielle est de 20 cm.

Nous faisons 24 séances à peu près quötidiennes, du 2 au 27 mars. Dès les premières, les démangeaisons ont considérablement diminué, l'éruption du scrotum commence à s'éteindre. Elle a à peu près complètement disparu avec la dernière séance, le malade ayant dû suspendre brusquement le traitement.

Nous revoyons le malade le 30 décembre 1905. L'amélioration s'est encore accentuée ; il n'y a plus de trace d'eczéma sur le scrotum ; encore quelques démangeaisons sur la marge de l'anus où nous constatons aussi l'existence d'hémorroïdes. Nous faisons une dizaine de séances de lit condensateur que nous alternons avec des applications locales de courants de haute fréquence sur les hémorroïdes, suivant la méthode de Doumer, et nous avons eu la satisfaction de constater, à la fois, la disparition de l'eczéma et celle des hémorroïdes.

Nous avons eu des nouvelles du malade en mai 1906 ; ni les hémorroïdes, ni l'eczéma n'avaient reparu.

Obs. 7. — Mme L..., âgée de 25 ans, est atteinte de tuberculose pulmonaire pour laquelle elle a été envoyée à Cannes et confiée aux soins du docteur Vernet.

Issue de parents arthritiques, elle a eu, dès l'enfance, des poussées d'eczéma sur divers points du corps et surtout aux orteils qui étaient le siège de violentes démangeaisons.

Il y a six mois, à la suite de couches, est survenu un eczéma sur la face palmaire des deux mains et sur les doigts qui sont tuméfiés et d'où s'écoule fréquemment un liquide sanieux. Aussi tout travail manuel lui est-il impossible.

Du 17 au 29 décembre 1905, nous faisons douze séances de dix minutes de lit condensateur, suivies de cinq minutes d'effluves de haute fréquence appliquées localement sur les mains.

Au bout de ces douze séances, la malade va beaucoup mieux ; les paumes des mains sont tout à fait nettes ; les doigts sont encore le siège d'une légère exfoliation, mais tout suintement a disparu, de sorte que la malade peut se livrer à des travaux de couture et de broderie, et qu'elle peut même jouer du piano.

Nous espaçons alors nos séances, et nous en faisons 14 au mois de janvier, 4 au mois de février, 2 au mois de mars.

Toute trace d'eczéma avait déjà disparu à la fin de janvier, et les mains sont aussi nettes que possible.

Nous avons revu la malade au mois de septembre suivant : il n'y avait pas eu la moindre poussée eczémateuse, depuis la cessation du traitement, ni aux mains, ni sur toute autre partie du corps.

Enfin, elle nous a écrit, à la date du 2 mai 1906, que son état s'était maintenu tout aussi satisfaisant, et qu'elle se considérait comme complètement guérie de son eczéma.

Obs. 8. — Mrs B..., âgée de 45 ans, nous est adressée par M. le docteur Rondeau à qui elle avait été recommandée par le professeur Charles Henry, le 18 février 1905.

Cette malade souffre d'un défaut de nutrition des ongles et de la peau, et d'une grande défectuosité de la circulation capillaire. Fille de mère goutteuse, il y a 25 ans environ, elle s'est aperçue que les extrémités de ses doigts se cyanosaient légèrement et que les ongles devenaient cassants. Elle avait, du reste, remarqué le même phénomène chez sa mère. Un jour il survint une sorte de panaris au milieu de la main droite, panaris qui fut très long à guérir et dont il sortait parfois une matière semblable à de la pierre écrasée. Les autres doigts de la main droite, puis ceux de la main gauche se prirent à leur tour, et il commença à se former, sous les ongles, toujours friables et irréguliers, une sorte de matière pierreuse qui a augmenté progressivement d'épaisseur jusqu'au point où nous la voyons aujourd'hui.

La malade a été aussi fréquemment atteinte de douleurs rhumatismales dans les articulations intervertébrales de la région dorso-lombaire, douleurs qui survenaient par poussées et étaient parfois accompagnées de parésie des membres inférieurs. Enfin la peau est sèche, rugueuse. La tension artérielle radiale est de 19 centimètres 1/2.

Nous commençons le traitement le 18 février 1905, par les courants de haute fréquence sur le lit condensateur, et nous faisons des séances quotidiennes.

Au bout d'une semaine, on peut déjà constater une amélioration très notable. Les tophus ont diminué d'épaisseur, la peau est moins sèche, l'élasticité musculaire est plus grande, les mouvements, la marche plus faciles.

Nous continuons le traitement pendant le mois de mars et les premières semaines d'avril. A ce moment la malade doit s'absenter pour un voyage urgent à Paris où le temps est encore froid ; néanmoins elle n'en est pas fâcheusement impressionnée, et son état s'est même amélioré depuis le jour de son départ.

Le traitement est repris le 1er mai et continué jusqu'à la fin du mois, et à ce moment-là on peut considérer la malade comme à peu près guérie. L'état général est aussi bon que possible, la circulation périphérique est normale, pas de sensation de froid, marche de plus en plus facile.

Quant à l'état local, les ongles sont moins cassants et plus réguliers, le gonflement des articulations des petites phalanges ainsi que les tophus situés sous les ongles ont complètement disparu dans la plupart des doigts. La malade qui, depuis un grand nombre d'années, avait dû cesser de jouer du piano, s'y est remise avec ardeur, et, malgré un peu de raideur des doigts, elle peut en jouer sans fatigue pendant plusieurs heures de la journée.

Elle est retournée en Amérique, et par une lettre datée du 10 avril 1906, nous avons appris que sa santé était aussi bonne que possible.

Obs. 9. — M. St..., âgé de 58 ans, est arthritique

depuis son jeune âge et issu de parents arthritiques.
Il éprouve fréquemment des douleurs au niveau des
articulations, surtout au niveau de l'épaule droite
dont les mouvements sont très pénibles. Il présente
de larges plaques d'eczéma occupant la presque to-
talité du cuir chevelu, ainsi que la région frontale
et pariétale du côté gauche. Enfin, il est très sensible au froid, et la circulation périphérique est
très ralentie. La tension artérielle est de 12 centimètres.

Le malade avait fait tous les ans, et depuis un
grand nombre d'années, des saisons dans diverses
stations d'eaux minérales : Aix-les-Bains, Kreuz-
nach, qui amenaient un certain soulagement dans
son état et une diminution passagère de l'éruption
eczémateuse ; mais l'hiver ramenait toujours les
mêmes phénomènes.

Nous commençons le traitement le 4 janvier 1905,
par des séances à peu près quotidiennes de lit condensateur. Nous faisons 24 séances en janvier, 18 en
février, 9 en mars et 7 en avril.

Les douleurs de l'épaule ont disparu ; la circulation est bien meilleure, la tension artérielle est remontée à 14 centimètres. Enfin les plaques d'eczéma
ont presque totalement disparu.

Nous avons revu le malade plus d'un an après la
cessation du traitement. Il n'y a pas la moindre
trace d'éruption sur le cuir chevelu. Le malade a
passé un hiver bien meilleur.

Obs. 10. — M. G..., âgé de 21 ans, est atteint de
prurigo d'Hébra depuis sa plus tendre enfance, et

cette maladie a persisté, quoique notablement améliorée par plusieurs saisons à la Bourboule.

Actuellement on constate des plaques éruptives au niveau des articulations du coude, ainsi que sur les deux jambes. Ces éruptions occasionnent de violentes démangeaisons, surtout le soir.

Nous faisons vingt séances consécutives de lit condensateur du 28 mars au 17 avril 1905. A ce moment les démangeaisons ont complètement disparu; les plaques éruptives des coudes n'existent plus; celles des jambes ont considérablement diminué.

Nous avons revu le malade le 16 mai 1906. Il n'y a plus eu aucune trace d'éruption depuis le mois de novembre précédent.

Troubles trophiques et vaso-moteurs du système lymphatique.

Les courants de haute fréquence n'ont pas seulement pour effet d'activer la circulation sanguine; ils agissent aussi, et au même degré, sur la circulation lymphatique, ainsi que le démontrent les observations qui suivent.

Il s'agit ici, bien entendu, de troubles idiopathiques de la circulation lymphatique, et nullement de ceux qui ont pour cause une infection soit tuberculeuse, soit, surtout, cancéreuse. Peut-être, en effet, dans ces derniers cas, y aurait-il à redouter une propagation de l'infection dans les régions encore saines, ainsi qu'on l'a observé lorsque l'on appliquait les rayons X sur des tumeurs cancéreuses profondément situées. Cette application, en effet, en ramollissant la tumeur, a semblé mettre en liberté des toxines qui ont été entraînées par la circulation lymphatique jusqu'à des ganglions parfois fort éloignés de la tumeur, et y déterminer la formation d'un nouveau néoplasme.

Il sera donc de la plus grande importance, avant d'appliquer le traitement par les courants de haute fréquence pour une tumeur, de s'entourer de toutes les garanties possibles pour s'assurer que cette tumeur n'est pas de mauvaise nature.

Obs. 1. — M. le docteur X..., âgé de 52 ans, nous a été amené par le docteur Dieterlin qui voulut bien nous fournir sur son malade la note suivante :

« Il y a 36 ans (en 1870), ongle incarné du pied droit compliqué de lymphangite et de phlegmon diffus de la jambe. Guérison après une suppuration de plusieurs semaines. Depuis, la fatigue amenait toujours un peu d'œdème, le soir.

« Dix ans après, une écorchure au pied, négligée, provoque une seconde lymphangite, mais de très courte durée, et qui guérit sans abcès. A la suite de cette seconde lymphangite, il y eut, après des fatigues prolongées, de nouvelles poussées, et la jambe resta œdématiée d'une façon à peu près permanente. Cependant, quelques jours de repos absolu ont toujours dissipé l'enflure, laquelle réapparaissait plus ou moins dès que la marche était reprise. Après ces accidents, et pendant plusieurs années, le malade porta un bas élastique auquel il dut renoncer, après que des troubles trophiques plus intenses se furent manifestés. Ces lésions, assez semblables à des engelures ou à des nodules lupeux aplatis, étaient disséminées sur le pied. A différentes reprises elles disparaissent pendant quelques mois, à la suite de divers traitements (curettages, cautérisations, cures d'eaux salines, etc... et surtout repos absolu) ; mais toujours la fatigue, déterminant de l'œdème, ramenait aussi les lésions trophiques. Des essais à la tuberculine, répétés à différentes reprises, n'ont jamais donné de réaction. Actuellement (7 décembre 1903), malgré quatre mois de repos relatif à la campagne, la jambe et le pied droits sont encore œdématiés ; la différence d'une cheville à l'autre varie de 3 à 6 et même 8 centimètres, selon que le malade a pris beaucoup de repos ou qu'il a beaucoup circulé. Le pied est épais, les chevilles ne forment aucune saillie, la voûte plantaire a complètement disparu. Il persiste encore quelques papules aplaties, analogues à des engelures indolentes, et qui, abandonnées à elles-mêmes, tendent à se recouvrir d'une croûte squammeuse.

« La jambe est tuméfiée ; la peau, très épaissie, présente un aspect éléphantiasique jusqu'au tiers supérieur. La fatigue de la marche et aussi la fatigue générale, provoquent dans le pied et la jambe une sensation de chaleur, de tension pénible, parfois même très douloureuse.

« Un repos absolu de quelques jours dissipe à peu près complètement l'œdème.

« A la fin de la saison froide, les troubles trophiques tendent à disparaître, comme aussi après un repos suffisant. »

A cette relation si intéressante, nous ajouterons que, indépendamment de ces troubles trophiques de la jambe et du pied, le malade présente un certain aspect cyanosé de la face et surtout des mains qui sont constamment froides, mais sans tuméfaction ni raideur.

Nous appliquons immédiatement les courants de haute fréquence sur le lit condensateur, et dès la troisième séance, alors que le malade a continué ses occupations qui l'obligent à marcher pendant une grande partie de la journée, on constate déjà une amélioration très manifeste : la jambe et le pied sont moins enflés, la marche est plus facile, les mains même perdent leur teinte cyanosée et deviennent plus blanches.

Encore quelques jours de traitement, et le pied désenfle de plus en plus ; les chevilles sont plus saillantes, le méplat situé en arrière est plus accusé, le talon est moins épais, enfin l'arcade plantaire commence à se dessiner.

Nous continuons néanmoins les séances quotidiennes de quinze minutes de durée, en raison de ce que les occupations du malade le mettent dans l'impossibilité de garder un repos nécessaire, et le condamnent à une certaine fatigue.

L'hiver se passe sans que le malade ait dû s'arrêter un seul jour, et cependant il a supporté des fatigues qui, sans nul doute, avant le traitement, lui auraient été absolument impossibles.

Nous arrivons ainsi au mois de mai, époque où le malade quitte Cannes, et pendant six mois nous avons fait des séances quotidiennes, sauf pendant une absence de six ou sept jours, et jamais nous n'avons observé un malaise ou une excitation quelconques que l'on aurait pu imputer à une si longue application des courants de haute fréquence, ce qui en démontre bien la parfaite innocuité, sous la condition de ne pas faire des séances trop prolongées. Depuis cette époque, nous avons eu fréquemment des nouvelles de ce malade.

Le 2 janvier 1905, il nous écrivait : « Je ne puis que vous donner de bonnes nouvelles de moi et de ma patte. Cela continue à aller très bien. Peu d'enflure le soir, très peu de lésions trophiques. Je marche cependant beaucoup, et malgré le mauvais temps, je n'en suis pas le moins du monde affecté. »

Un an après, le 6 janvier 1906, il nous écrit encore : « Je vais toujours très bien, surtout la jambe qui est devenue tout à fait présentable. La circulation générale est bien meilleure ; plus de palpitations, plus de cyanose ! »

Obs. 2. — M.ᶦᶦᵉ M. B..., âgée de 21 ans, d'un tempérament lymphatique, a eu la fièvre scarlatine à l'âge de dix ans, et, quelques mois après, il s'est déclaré un abcès de l'oreille moyenne droite, lequel, mal soigné, s'est propagé aux cellules mastoïdiennes où il a déterminé un large infarctus recouvert de végétations. Cet état a persisté jusqu'à ce jour, mais grâce à un traitement énergique appliqué par notre excellent confrère, le docteur Roques, la guérison paraît aujourd'hui complètement assurée.

Indépendamment de cet état local, la malade présente une circulation périphérique très défectueuse, la face est cyanosée ainsi que les mains qui sont constamment froides. Cette sensation de froid s'étend aux membres inférieurs.

Pendant l'hiver, les mains se couvrent d'engelures et, en été, elles sont constamment humectées d'une sueur froide excessivement désagréable.

L'aspect général de cette jeune fille est celui d'une personne qui serait atteinte d'une persistance du trou de Botal ; mais un examen approfondi, pratiqué par le docteur Dieterlin, ne permet de constater aucune lésion de la circulation centrale, si ce n'est un léger souffle anémique au niveau des carotides. Nous nous trouvons donc bien en présence de troubles de la circulation périphérique sous la dépendance d'un état parésique des nerfs vaso-moteurs chez une personne très lymphatique. Nous commençons le traitement par les courants de haute fréquence, le 30 mars. Au bout des premières séances, on constate une amélioration très manifeste, la malade se sent plus forte, sa respiration est plus aisée, pas d'oppression. La cyanose de la face a presque complètement disparu, celle des mains a notablement diminué.

Nous continuons le traitement jusqu'au 20 mai, date du départ de la malade. Son état général s'est consolidé de plus en plus, et elle peut faire de longues marches en montagne sans éprouver aucune gêne de la respiration, aucune fatigue des membres. La cyanose des mains a complètement disparu, et celles-ci ne sont plus imprégnées de cette incommodante sueur qui faisait le désespoir de la malade.

Nous avons revu la malade en octobre 1905 et en juin 1906, sa circulation s'est maintenue en excellent état, les engelures de l'hiver ne se sont plus reproduites.

Obs. 3. — M. Gr..., âgé de 51 ans, nous a été adressé le 30 janvier 1905, par le docteur Mrs Mary Marshall.

Ce malade a eu, le 30 octobre 1904, une piqûre à l'index de la main droite qui a déterminé une lymphangite de tout l'avant-bras et du bras, avec lymphadénite au pli du bras et à l'aisselle. Cet état était accompagné de douleurs intenses et de fièvre pendant près d'un mois.

A la suite des soins qui lui ont été donnés par le docteur Conchon, de Chatelguyon, le malade a pu se mettre en route pour Cannes où Mrs Mary Marshall l'a engagé à essayer le traitement électrique.

A ce moment, les ganglions du pli du bras et du creux axillaire sont résorbés, mais le bras reste douloureux, œdématié, la peau cyanosée. La circonférence du bras droit est de 35 centimètres, tandis qu'elle n'est que de 32 centimètres sur le bras sain.

Nous faisons une application des courants de

haute fréquence sur le lit condensateur, que nous renouvelons à peu près tous les jours du 30 janvier au 22 février.

Après les huit premières séances, la circonférence du bras malade n'est plus que de 33 centimètres, la cyanose de la peau a disparu, la douleur est bien moins sensible. Cet état s'est encore amélioré après huit nouvelles séances, ce qui nous permet de les espacer de trois en trois jours. Le 7 mars, le bras présente un aspect normal, il n'est le siège d'aucune douleur. Nous arrêtons le traitement.

Revu le malade plus d'un an après, le 25 avril 1906. La guérison s'est maintenue.

Obs. 4. — Lady H..., âgée de 72 ans, nous est adressée par M. le docteur Bright.

Cette malade a été atteinte, il y a dix ans, d'une névralgie sciatique droite extrêmement douloureuse qui l'a obligée à garder le lit pendant deux mois. Depuis cette époque, la malade a ressenti des douleurs rhumatismales dans le membre inférieur droit, douleurs qui parfois présentaient des exacerbations, surtout pendant la mauvaise saison. Elles étaient toujours accompagnées de sensation de froid, quoique le membre fût tenu constamment enveloppé dans des tissus très chauds.

Le traitement par les courants de haute fréquence, commencé le 17 février, semble, dès l'abord, avoir une heureuse influence ; mais bientôt l'état reste stationnaire, et malgré les séances quotidiennes de quinze minutes de durée, la malade ne perçoit aucune sensation de chaleur.

Nous essayons d'augmenter la durée des séances, à la sollicitation de la malade, et de la porter à vingt, vingt-cinq et même trente minutes, sans autre résultat que d'amener de l'excitation nerveuse et de l'insomnie. Le docteur Bright conseilla alors de faire deux séances par jour, d'une durée ne dépassant pas quinze minutes. Dès le deuxième jour, la malade ressent de la chaleur dans les mains et les avant-bras.

Nous continuons les séances bi-quotidiennes pendant une semaine ; la sensation de chaleur s'étend successivement au tronc et aux membres inférieurs, et elle persiste plusieurs heures après les séances.

A ce moment, nous revenons à nos séances quotidiennes, puis nous les espaçons de deux, puis trois jours, et la malade quitte Cannes le 25 mars, après un traitement de sept semaines n'éprouvant plus ni douleurs ni sensation de froid.

Elle nous a écrit quelque temps après pour nous donner de ses nouvelles, ainsi qu'elle nous l'avait promis. Elle nous dit que, malgré le froid encore très vif qu'il faisait en Angleterre, la jambe n'était plus le siège d'aucune douleur, d'aucune sensation de froid, et qu'elle pouvait faire, sans fatigue, de longues marches auxquelles elle avait dû renoncer depuis plus de dix ans.

Nous l'avons enfin revue, à Londres, dans le courant du mois de juillet, et nous avons eu la satisfaction de constater que sa santé s'était de plus en plus améliorée.

Obs. 5. — M. B.-W..., âgé de 42 ans, nous est adressé par le docteur Dieterlin.

Ce malade, issu d'une famille de goutteux dans les deux branches, a ressenti, il y a six ans, une atteinte de rhumatisme articulaire à l'épaule droite, qui a persisté depuis cette époque. Il a fait, pour cela, plusieurs cures à Bagnères-de-Luchon, qui ont notablement amélioré son état, mais sans toutefois le débarrasser complètement de cette douleur. Actuellement (16 décembre 1902) on ne constate qu'un léger gonflement de l'épaule, mais tous les mouvements d'abduction et d'élévation du bras, sont douloureux. De plus, il existe de la cyanose des mains avec gonflement des articulations phalangiennes. Les mouvements de flexion sont assez limités, au point que le malade ne peut se livrer à aucun travail minutieux.

La sensibilité tactile est fortement émoussée comme si, dit-il, il percevait les objets à travers des gants.

Le malade accuse, en outre, une sensation de froid sur tout le corps, mais principalement aux mains et aux pieds.

Enfin on constate un gonflement assez apparent du côté droit du corps thyroïde ; gonflement qui a débuté il y a une douzaine d'annés, mais qui, après avoir atteint le développement qu'il présente actuellement, est resté tout à fait stationnaire depuis trois ou quatre ans.

Nous faisons des applications quotidiennes des courants de haute fréquence sur le lit condensateur.

Dès la quatrième séance, le gonflement des arti-

culations des phalanges a presque complètement
disparu; les mouvements en sont plus libres, la sensibilité tactile est plus accusée, au point que le malade peut se livrer à des ouvrages auxquels il avait
dû renoncer depuis plusieurs années. Après cinq
nouvelles séances, la douleur de l'épaule a considérablement diminué; l'état général s'est très notablement amélioré, l'appétit est excellent, et les digestions sont beaucoup plus faciles.

Après dix-huit séances quotidiennes, il ne reste
plus aucune trace de douleur à l'épaule; les mains
ont repris leur couleur normale, plus de sensation
de froid aux extrémités; en un mot, le malade se
sent aussi bien que possible, sauf qu'il a constaté
que la grosseur qu'il avait au côté droit du cou
avait augmenté considérablement, et qu'elle était
devenue très sensible au toucher.

Il avait cru devoir attribuer ce résultat à l'action
de l'électricité, mais nous pensions qu'il s'agissait
sans doute d'un refroidissement, et nous l'engageâmes à continuer le traitement, mais seulement après
quelques jours de repos. Au bout d'une semaine, le
malade revint; son cou avait notablement désenflé,
et la sensibilité avait à peu près disparu. Nous faisons trois nouvelles séances quotidiennes, à la suite
desquelles le malade cessa de venir. Nous apprîmes,
par le docteur Dieterlin, qu'il avait été appelé d'urgence auprès du malade, lequel avait dû s'aliter
après la dernière séance. Il ressentait une fièvre
assez intense, 39°; le cou avait gonflé à nouveau,
et il était redevenu plus douloureux.

Ce gonflement alla en augmentant rapidement

pendant trois ou quatre jours ; le malade éprouvait
un sentiment de constriction à la gorge, au point qu'il
ne pouvait avaler que difficilement, et que la respiration devenait très pénible. Le docteur Dieterlin se
trouva fort inquiet de cette situation, et il s'apprêtait
à demander l'assistance d'un chirurgien. Mais à ce
moment la tuméfaction commença à diminuer progressivement et elle diminua si bien qu'elle finit par
devenir à peine apparente. En même temps la fièvre
tombait ; la respiration devenait plus aisée, la déglu-
tition se faisait sans aucune difficulté. Nous avons
revu le malade quelques mois après, aussi bien portant que possible ; plus de douleur à l'épaule, plus
de cyanose des mains, plus de sensation de froid
aux extrémités. Enfin la tumeur thyroïdienne a
presque complètement disparu, au point que le malade a dû changer ses chemises dont l'encolure était
beaucoup trop large.

N'y aurait-il pas là une indication pour le traitement de l'hypertrophie de la glande thyroïde, et ne
peut-on admettre que les courants de haute fréquence, dont l'action est si incontestable dans la paralysie des nerfs vaso-moteurs, exerce une influence
analogue sur la circulation des vaisseaux lympha-
tiques? Les faits ci-dessus signalés autorisent, en
tout cas, les cliniciens à expérimenter ce traitement
dans la maladie de Basedow.

Nous avons revu le malade en mai 1906. Le gonflement de la glande thyroïde ne s'est pas renouvelé ;
la circulation générale est bonne.

Obs. 6. — M<rs> W..., âgée de 45 ans, d'un tempéra-

ment lymphatique, est venue nous trouver de la part
du docteur Dieterlin. Elle est atteinte au sein droit
d'une tumeur assez volumineuse, de forme ovale,
dont le grand diamètre.transversal présente une longueur d'environ 9 centimètres et le petit diamètre
vertical 4 centimètres. Le bout du sein correspond
à peu près au tiers interne de la tumeur. Le sein
gauche, qui avait présenté une semblable tumeur,
a été amputé au mois de juillet 1904, et la cicatri-
sation en avait été très rapide. C'est seulement
quelques semaines après l'opération que la tumeur
du sein droit s'est manifestée, et son évolution a
été assez rapide pour atteindre, en moins de quatre
mois, le développement ci-dessus mentionné.

Toutefois la malade ne présente pas un état ca-
chectique en rapport avec une évolution aussi rapide
d'une affection carcinomateuse, et d'autre part le
mari m'affirme que le chirurgien lui a déclaré que
l'examen microscopique de la grosseur enlevée
n'a décelé aucune trace de tumeur maligne. La
lettre par laquelle nous avions demandé au chirurgien la confirmation de cette assertion est restée
sans réponse.

Nous en tenant donc à l'hypothèse la plus favorable, en même temps que la plus vraisemblable, qu'il
ne s'agissait ici nullement d'une tumeur de mauvaise
nature, mais d'un engorgement ganglionnaire mam-
maire chez une personne très lymphatique, nous
n'hésitons pas à appliquer les courants de haute fréquence, alternativement sous forme de traitement
local, au moyen d'effluves sur le sein, et sous forme
de traitement général au moyen du lit condensateur.

Le traitement, commencé le 23 décembre 1904, fut continué quotidiennement.

Le 31 janvier 1905, le diamètre longitudinal était réduit de près de deux centimètres, et il ne dépassait guère que d'un centimètre le côté interne du bout du sein. Un tel résultat ne pouvait que nous encourager à poursuivre le traitement, en même temps qu'il était la confirmation de l'hypothèse, admise par nous, que nous ne nous trouvions nullement en présence d'une tumeur de mauvaise nature.

La malade continua donc à venir tous les jours, sauf de rares exceptions, et nous vîmes la tumeur diminuer progressivement, au point que, le 31 mars, son extrémité interne était déjà en dehors du mamelon, et que son diamètre vertical avait aussi diminué, au point qu'il ne présentait plus guère qu'une longueur de deux centimètres environ.

Le traitement se prolonge jusqu'au 20 mai, jour du départ de la malade, et nous avons constaté, à ce moment, que la tumeur, infiniment moins dure, a diminué de grosseur, au point de ne présenter que les diamètres de trois centimètres environ pour la grande longueur et d'un centimètre et demi pour le diamètre vertical. En outre, elle est beaucoup plus mobile, plus séparée des tissus environnants, et nous ne pensons pas qu'il soit téméraire de prévoir sa complète disparition avant quelques mois.

Nous devons ajouter que la santé générale est aussi bonne que possible, l'appétit et les digestions sont meilleurs, le sommeil excellent.

Le 25 janvier 1906, la malade vient nous revoir, et nous avons la très grande satisfaction de constater que nos prévisions se sont réalisées, et que la tumeur du sein a totalement disparu, sans qu'il ait été nécessaire d'appliquer un nouveau traitement, et par le seul fait de la persistance de l'action sur la circulation déterminée par les courants de haute fréquence.

Enfin, nous avons revu la malade le 20 mai 1906. Sa santé est excellente, le sein est en parfait état. Elle déplore seulement la précipitation que l'on a mise à lui faire l'amputation du sein gauche.

CHAPITRE VII

MOYENS ADVENTIFS POUR LA CURE
DE L'ARTHRITISME

Par les observations qui précèdent, nous avons, croyons-nous, suffisamment démontré l'action thérapeutique des courants de haute fréquence dans les maladies arthritiques, et, dans ces dernières, nous avons compris non seulement celles qui sont généralement reconnues comme étant des manifestations de la diathèse, mais aussi d'autres maladies telles que certains troubles vaso-moteurs, tant du système sanguin que du système lymphatique, certaines maladies spéciales telles que l'asphyxie locale des extrémités que l'on n'avait pas, jusqu'ici, considérées comme symptomatiques de l'arthritisme.

Et nous aurions nous-même reculé devant cette assimilation d'affections paraissant d'une nature si différente, si nous n'avions pas été portés à

les considérer comme ayant une origine com-
mune, étant donné qu'elles sont toutes justiciables du même traitement.

« Naturam morborum curationes ostendunt »,
dit l'adage latin, et il ne saurait mieux s'appliquer qu'aux faits cliniques que nous venons de
décrire.

Est-ce à dire, pour cela, qu'il faille se contenter uniquement du traitement électrothérapique
à l'exclusion de tout autre moyen thérapeutique?
Nous sommes loin de le prétendre.

Nous pensons, en effet, qu'un état diathésique
ne peut pas ainsi être transformé de fond en
comble par un traitement de quelques semaines
et même de quelques mois, si, à l'action de l'électrothérapie, on ne vient ajouter, d'une part, celle
d'un régime diététique dans lequel nous ne saurions intervenir, en laissant la direction aux médecins traitants, plus compétents que nous pour
l'appliquer à leurs malades, d'autre part celle
des agents physiques dont l'influence est si considérable, et en tête desquels nous placerons
l'action climatérique.

Climat.

L'action climatérique dans le traitement de
l'arthritisme est, sans conteste, le plus puissant

des adjuvants, et si, en quelques saisons, il nous a été possible de réunir des faits cliniques si nombreux et si variés, nous le devons à cet instinct qui pousse ce genre de malades à venir dans le Midi chercher un hiver plus clément.

Il est évident, en effet, que si le malade continue à vivre dans les mêmes conditions où il se trouvait quand il a contracté sa maladie, ou dans lesquelles cette maladie s'est développée, avec le même régime alimentaire, les mêmes occupations et les mêmes préoccupations, l'action curative du traitement ne se manifestera pas avec une aussi grande rapidité, et parfois même ce traitement sera tout à fait impuissant.

Mais, que l'on éloigne le malade de son milieu, que l'on modifie son régime, que, au lieu de le laisser exposé à l'influence néfaste des intempéries hivernales, on lui conseille un séjour prolongé dans des pays à température plus douce et plus constante, l'action du traitement électrique sera autrement rapide et efficace, puisque cette action n'aura qu'à s'exercer contre l'état pathologique même, sans avoir à combattre l'action contraire des variations climatériques.

C'est là, nous en sommes convaincu, la raison pour laquelle il nous a été donné d'obtenir des guérisons de malades qui, après avoir suivi

.tous les traitements, fréquenté toutes les stations balnéaires, avaient perdu tout espoir de recouvrer la santé, et se contentaient de venir passer les hivers dans le midi afin de se soustraire au surcroît de souffrances que leur occasionnait la mauvaise saison.

Parmi toutes les stations climatériques qui se succèdent, pour ainsi dire, sans interruption sur tout le littoral méditerranéen, depuis Toulon jusqu'à San-Remo, c'est Cannes qui nous paraît réunir au plus haut degré les conditions les plus favorables aux arthritiques.

Par sa situation au fond du golfe de la Napoule, séparée de la haute mer par les îles de Lérins, les promontoires du cap Roux et de la Croisette, abritée des vents du nord par les contre-forts des Alpes, enserrée dans un magnifique amphithéâtre de collines boisées, cette ville présente une égalité et une douceur de température que l'on ne trouve dans aucune autre place du littoral.

« Grâce, dit le docteur Chuquet, à la pureté habituelle de son air et à sa sécheresse par suite de l'absence de brumes, la puissance solaire agit avec toute son intensité dans le bassin de Cannes, influençant les organismes par sa chaleur et surtout par ses rayons lumineux dont

les propriétés ont été mises récemment en re-
lief. »

Il est cependant, dans le midi, un grave écueil
contre lequel il est bon de mettre en garde tous
les malades, mais principalement les malades
arthritiques; nous voulons parler du brusque
changement de température qui survient au
moment du coucher du soleil. Il n'est pas rare,
à ce moment, de voir la température baisser
brusquement de 8,10 degrés, parfois même davantage, dans l'espace d'une heure, et si le malade n'a pas eu la précaution de rentrer chez
lui avant ce changement, il est exposé à en subir les dangereux effets.

Il en est de même des ascensions que l'on est
tenté de faire, dans le but d'admirer le magnifique panorama dont on jouit du haut des collines qui entourent la ville. Ces collines ont une
hauteur qui varie de 80 à 250 mètres, et à mesure que l'on atteint des couches d'air plus éle-
vées, la température subit des modifications
telles qu'elles peuvent avoir une très fâcheuse
influence sur la circulation, en provoquant la
vaso-constriction.

Nous avons été trop souvent témoin d'accidents
consécutifs à de telles imprudences, pour que
nous ne jugions pas nécessaire de les signaler.

Eaux minérales.

L'usage des eaux minérales alcalines a, de tout temps et à juste raison, été recommandé aux arthritiques ; mais elles ne s'appliquent pas également à toutes les manifestations de la diathèse, et il appartient au médecin de savoir distinguer celles qu'il devra spécialement recommander, suivant les malades qu'il aura à traiter.

Notre compétence en la matière est assez limitée ; nous pensons, toutefois, être à même de donner quelques indications qu'une expérience, déjà longue, nous a suggérées.

Les eaux minérales alcalines se divisent en alcalines fortes, type Vichy, Pougues, Vals ou La Bourboule, etc... et alcalines faibles telles que Contrexéville, Martigny, Vittel.

Les alcalines fortes seront plus spécialement recommandées pour les maladies graves du foie et principalement pour les diabétiques.

Et encore, parmi ces derniers, faudra-t-il distinguer les diabétiques par ralentissement des fonctions du foie (diabète par anhépathie) et les diabétiques par exagération de ces fonctions (diabète par hyperhépathie).

Le docteur Verdalle, dans son excellent travail sur l'action des eaux chlorurées sodiques, arsenicales, dans le diabète que nous avons déjà cité, nous indique, en peu de mots, quels sont les diabétiques qui sont justiciables de Vichy, quels sont ceux qui se trouveront mieux des effets des eaux de La Bourboule.

« En thérapeutique hydrominérale, dit-il, en dehors de toute considération générale, la double indication s'impose très nettement pour ces deux formes de diabète, le diabète par insuffisance devra être traité aux stations alcalines, Vichy en tête ; le diabète par hyperfonctionnement aux stations arsénicales, La Bourboule en tête. »

Quant aux manifestations articulaires de l'arthritisme, de même que dans les cas de gravelle urique ; toutes les fois, enfin, que l'on constatera de légers troubles fonctionnels, soit du foie, soit des reins, il sera préférable de s'adresser aux eaux alcalines faibles.

Nous avons demandé à notre ami le docteur Dedet, secrétaire de la Société d'hydrologie, qui a plus particulièrement étudié les eaux de la région vosgienne, de nous fournir une note sur l'action thérapeutique de ces eaux. Il nous a répondu par la remarquable étude que nous transcrivons en entier.

« A tort l'opinion publique, plus à tort encore l'opinion médicale parfois, attribue aux eaux vosgiennes, de Contrexéville, Martigny et Vittel, la même constitution et surtout les mêmes propriétés. Si elles ont un fond commun, c'est-à-dire si elles sont toutes les trois sulfatées calciques, lithinées et ferrugineuses, elles ont des différences analytiques et une originalité propre.

Sans entrer dans le détail de ces différences, j'indiquerai sommairement pourquoi mes préférences vont aux eaux de Martigny.

Ces sources, froides comme leurs congénères, doivent leurs principes curatifs aux couches géologiques dans lesquelles elles prennent naissance, et qu'elles baignent sur un parcours plus ou moins prolongé. Elles sont, à ce point de vue, très favorisées, car elles sourdent des assises inférieures, des marnes irisées, qui contiennent un plus grand nombre de bancs gypseux et dolomitiques que le sous-étage inférieur de muschelkalk supérieur, duquel émergent d'autres sulfatées calciques de la région.

Voilà pour l'origine. La *minéralisation* n'est pas la même non plus ; prenant la source lithinée, comme source type, et m'en rapportant à l'analyse la plus récente, c'est-à-dire faite en 1899, par M. Held, docteur ès sciences, profes-

seur à l'Ecole supérieure de pharmacie de Nancy,
je trouve 2 gr. 349 de minéralisation totale et
0,03516 de bicarbonate de lithine.

Les analyses respectives des eaux de Contrexéville et de Vittel, faites en 1864, par Debray,
et vérifiées en 1878 par M. Wilm donnent les
chiffres suivants :

Minéralisation totale :

         Contrexéville. .   .   .   .   .   2 gr. 384
         Vittel . .   .   .   1 gr. 194

La teneur en lithine :

         Contrexéville.   0,004
         Vittel   0,0062
         Martigny   0,0002

Ces chiffres sont extraits de la publication du
docteur Debout d'Estrées intitulée *Trente années
de pratique médicale à Contrexéville.*

L'auteur ajoute : « Nous avons toujours considéré la station de Vittel comme une note inférieure dans la gamme des eaux sulfatées calciques lithinées ferrugineuses des Vosges.

A considérer que ce lithium des eaux des
Vosges est signalé sous forme de bicarbonate
par Contrexéville, de sulfate par Martigny, de
phosphate par Vittel.

Jacquemin en 1883, Held en 1899, trouvent:

l'un : bicarbonate de lithium, 0,0320
l'autre : bicarbonate de lithium, 0,03516

Quoi qu'il en soit, si le majorat de la lithine, suivant l'expression du professeur Landouzy, reste incertain ; Martigny possède celui de l'agent curatif principal de nos eaux vosgiennes : « le sulfate de chaux. »

Le professeur Albert Robin s'exprimait ainsi à la Société d'hydrologie, le 7 décembre 1903, à propos du lithium dans les eaux des Vosges.

Au reste, le lithium joue-t-il un rôle si important dans l'action thérapeutique des eaux froides des Vosges ? N'est-il pas plus admissible de considérer le sulfate de chaux comme l'agent principal? Chez un malade soumis au traitement hydrominéral de Contrexéville, poursuit le professeur A. Robin, on constate deux choses : augmentation de la diurèse, dépôt, au fond du vase, d'une matière rougeâtre constituée par de l'acide urique pur, et non par des urates. Si la principale action était due à la lithine, on constaterait, non plus de l'acide urique, mais de l'urate de lithium.

Si, comme le pense l'éminent professeur de

thérapeutique appliquée, c'est au sulfate de chaux que les eaux froides des Vosges doivent leurs principales vertus médicamenteuses, voici la gamme de ce sel, dans les eaux exploitées à ce jour :

Contrexéville	sulfate de calcium	1 gr. 56
Vittel	—	0 gr. 440
Martigny	—	1 gr. 774

Au point de vue des silicates, ces merveilleux agents thérapeutiques, les eaux de Martigny, sont les mieux partagées.

J'ai été le premier à noter les propriétés aseptiques des silicates dans l'arbre urinaire. Depuis, de nombreux travaux ont établi que les silicates étaient des sédatifs, des hypotenseurs, des régulateurs de la circulation, et des antitoxiques.

Joignez à ces sels le borate de soude, dont la valeur antiseptique est classique, et qu'aucune analyse ne signale dans les eaux similaires.

Nous plaçant maintenant au point de vue matériel de la posologie, nous expliquons encore nos préférences pour l'eau de Martigny. C'est là que la quantité d'eau est le plus réduite. A l'encontre des stations voisines, le verre en usage est d'une contenance, de 20, 25 ou 30 centilitres, tandis qu'à Vittel et Contrexéville, la capacité est de 33. Cela reviendrait au même si les doses étaient proportionnelles, mais il est reconnu par la clientèle vosgienne que, avec des doses moindres de Martigny, on arrive aux mêmes résultats, ce que le public, habitué et instruit par l'expérience, traduit ainsi : « A Martigny les eaux sont plus fortes ; lisez plus actives.

C'est à considérer chez les personnes délicates, nerveuses, et à estomac susceptible. »

Nous devons au docteur Dedet le témoignage de notre propre expérience. Sur ses conseils nous avons engagé certains de nos malades à boire de l'eau de Martigny, soit comme eau de table, soit en dehors des repas, et nous avons maintes fois remarqué, principalement chez les goutteux et les graveleux, que grâce à l'action combinée de l'électrothérapie et de cette eau minérale, nous obtenions des résultats plus manifestes et plus rapides.

Bain et douche de lumière.

Le *bain de lumière* est constitué par une grande boîte octogonale, formée de huit panneaux supportant chacun six lampes à incandescence de trente bougies, plus trois lampes disposées sous le tabouret supportant les pieds.

Chaque groupe de lampes peut s'allumer séparément, ce qui permet ainsi de régler l'intensité de la chaleur selon le nombre de panneaux
allumés.

Le malade est placé dans cette boîte complètement nu, mais la tête dehors.

Au bout de quelques minutes, la température
peut être élevée à 70° et au delà ; mais nous jugeons, pour le moins, inutile d'atteindre ce degré,
nous contentant, suivant la tolérance du malade, d'une température variant de 45° à 60°.

On allume, pour l'obtenir, un plus ou moins
grand nombre de lampes, et la durée du bain
est prolongée jusqu'à ce que l'on ait obtenu une
forte sudation, en général dix à douze minutes.

Il faut avoir soin d'appliquer sur la tête du
malade, et principalement à la région occipitale,
une compresse d'eau froide fréquemment renouvelée.

Quand on juge que l'effet est suffisant, le malade est sorti de la boîte et passe, pendant quelques secondes, sous une douche en pluie d'eau
froide ou tempérée.

Il est prudent de surveiller l'état du pouls, et
d'arrêter le bain si l'on constate des palpitations
ou une diminution trop grande de la tension
artérielle.

Le bain de lumière agit à la fois par les rayons lumineux et par les rayons caloriques, et cette double action a pour effet d'exciter la peau en amenant la dilatation des capillaires, d'où diminution, au moins momentanée, de la tension artérielle.

L'action analgésiante de ce bain est manifeste et rapide. Dans les affections douloureuses, articulaires ou musculaires, de la goutte et du rhumatisme, on obtient un soulagement presque immédiat, souvent considérable, et qui ne fait que s'accentuer par la répétition des séances.

Dans l'obésité, dans le diabète, dans la néphrite chronique, enfin toutes les fois que les fonctions des glandes sudoripares paraissent altérées, et que l'on constate de la sécheresse de la peau, les bains de lumière constitueront un excellent adjuvant du traitement électrothérapique.

La *douche de lumière* est constituée par une lampe de cinquante bougies munie d'un réflecteur, qui renvoie la lumière, en même temps que la chaleur, sur le point malade. Elle est donc employée localement, lorsque l'on veut agir sur un point quelconque du corps, qu'il s'agisse d'une douleur musculaire ou d'une arthrite rhumatismale.

Quelquefois, lorsque la douleur est très accusée, nous remplaçons la lampe blanche par une lampe bleue, développant moins de lumière, mais dont les rayons actiniques ont une action plus marquée sur l'élément douleur.

ERRATA

Page 12, ligne 2 · phénomènes *chimiques*, au lieu de *cliniques*.

Page 20, ligne 10 : terme *générique*, au lieu de *général*.

Page 61, ligne 9 : maladies *arthritiques*, au lieu de *authentiques*.

Page 111, ligne 5 : que *si* quelques malades, au lieu de quelques malades.

Page 113, ligne 13 : dans le *bain*, au lieu de dans le *dain*.

Page 113, ligne 18 : *il a* pour origine, au lieu de *a* pour origine.

Page 147, ligne 22 : le 24 mars *1904*, au lieu de *dernier*.

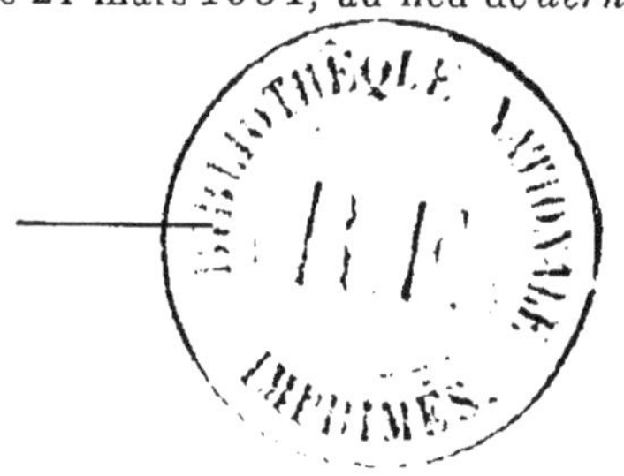

TABLE DES MATIÈRES

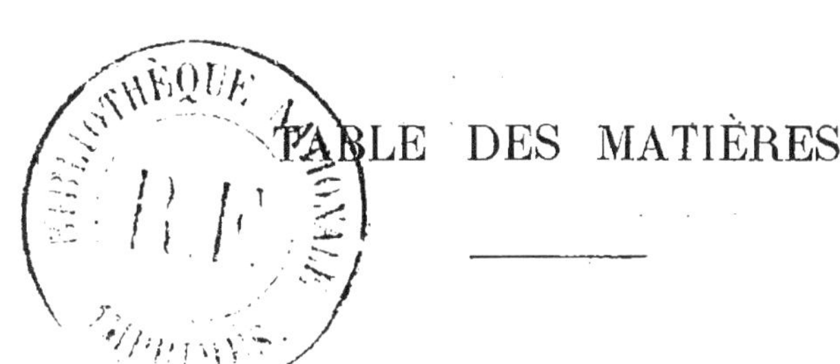

DIJON — IMPRIMERIE DARANTIERE

Le premier Livre de Médecine, manuel de propédeutique pour le stage hospitalier, par les Drs *Bouglé*, chirurgien des hôpitaux de Paris, et *Cavasse*, ancien interne des hôpitaux. 1897, 1 vol. in-18 jésus de 978 pages et figures, reliure peau souple, tête dorée..... **12 fr.**

Nouveaux Éléments de Pathologie médicale, par *A. Laveran*, membre de l'Académie des sciences et de l'Académie de médecine, et *J. Teissier*, professeur à la Faculté de médecine de Lyon. 4e *édition*. 1894, 2 vol. in-8 de 1 866 pages, avec 125 figures...... **22 fr.**

Aide-mémoire de Pathologie interne, par le professeur *Paul Lefert*. 6e *édition*, 1899, 3 vol. in-18 de 858 pages, cart....... **9 fr.**
Le même en 1 volume relié maroquin souple, tête dorée... **10 fr.**

Tableaux synoptiques de Pathologie interne, par le Dr *Villeroy*. 2e *édition*. 1899, 1 vol. gr. in-8 de 208 pages, cart............ **5 fr.**

Tableaux synoptiques de Médecine d'urgence, par le Dr *Debussières*. 1902, 1 vol. gr. in-8 de 184 pages, cart.............. **5 fr.**

Consultations Médicales, thérapeutique et clinique, par le Dr *Huchard*, membre de l'Académie de médecine, médecin de l'hôpital Necker. 4e *édition*. 1906, 1 vol. in-8 de 712 pages........... **10 fr.**

Nouvelles Consultations Médicales, par le Dr *Huchard*. *Nouvelle édition*. 1906. 1 vol. in-8 de 650 pages..................... **10 fr.**

Clinique médicale de l'Hôtel-Dieu de Paris, par les professeurs *Trousseau* et *Peter*. 10e *édition*. 1902, 3 vol. in-8, ensemble 2 616 pages.. **32 fr.**

La Pratique journalière de la Médecine dans les Hôpitaux de Paris, par *P. Lefert*. 1895, 1 vol. in-18 de 300 pages, cart. **3 fr.**

Lexique-Formulaire des Nouveautés médicales, par le professeur *Paul Lefert*. 1898, 1 vol. in-18 de 336 pages, cart........ **3 fr.**

Aide-mémoire de Médecine hospitalière. — Anatomie. — Pathologie. — Petite chirurgie, par le professeur *Paul Lefert*. 1895, 1 vol. in-18 de 308 pages, cart............................ **3 fr.**

Conférences pour l'Externat des hôpitaux, par *J. Saulieu* et *A. Dubois*, internes des hôpitaux de Paris. *Anatomie*. 1901, 1 vol. gr. in-8 de 358 pages, avec 277 figures................... **8 fr.**
— *Pathologie et Petite Chirurgie*. 1901, 1 vol. gr. in-8 de 350 pages, avec 47 figures................................ **8 fr.**

Conférences de Médecine clinique pour l'Internat des Hôpitaux, par *J. Saulieu* et *A. Dubois*. — T. I. *Tête, thorax, système nerveux*. 1902, 1 vol. gr. in-8 de 480 pages, avec 101 figures.... **10 fr.**
T. II. *Cou, appareils digestif et urinaire*. 1902, 1 vol. gr. in-8 de 480 pages, avec 122 figures............................. **10 fr.**
T. III. *Appareil génital, membres et maladies générales*. 1903, 1 vol. gr. in-8 de 480 pages, avec 84 figures................... **10 fr.**

Le Carnet du médecin, formulaires, tableaux du pouls, de la respiration et de la température, tableaux d'analyses d'urines et de bactériologie, comptabilité. 1 cahier oblong cart., papier souple. **1 fr. 25**

Mois Médico-Chirurgical (Le), revue bibliographique mensuelle publiée sous la direction du professeur *Paul Lefert*, par numéro de 24 p. gr. in-8. Prix de l'abonnement annuel pour tous pays... **1 fr.**

Maladies Microbiennes en général, par le Dr *Paul Carnot,* professeur agrégé à la Faculté de médecine de Paris. 1905, 1 vol. gr. in-8 de 232 pages, avec 54 figures.. **4 fr.**

Diagnostic et Traitement des Maladies infectieuses, par le Dr *J. Schmitt,* professeur à la Faculté de médecine de Nancy. 1902, 1 vol. in-16 de 504 pages, cartonné......................... **6 fr.**

Maladies communes à l'homme et aux animaux (*Tuberculose, Scrofule, Morve, Charbon, Tétanos,* etc.), par les Drs *Mosny, Bernard, Gallois, Gilbert, Fournier, Vaillard, Brouardel,* etc. 1906, 1 vol. gr. in-8 de 428 pages avec 29 figures........................... **8 fr.**

Les Pyosepticémies médicales, par le Dr *G. Étienne.* 1893, 1 vol. gr. in-8 de 389 pages........................... **7 fr.**

Fièvres Éruptives, par les Drs *B. Auché, H. Surmont, L. Galliard, R. Wurtz, J. Grancher, A. Netter, L. Thoinot.* 1905, 1 vol. gr. in-8 de 258 pages avec 8 figures........................... **4 fr.**

La Diphtérie, par *H. Barbier,* médecin des hôpitaux, et *Ulmann.* 1899, 1 vol. in-16 de 92 pages, avec 7 figures, cartonné......... **1 fr. 50**

Grippe, Coqueluche, Oreillons, Diphtérie, par les Drs *A. Netter, Hudelo, Grancher, Boulloche* et *Babonneix.* 1905, 1 vol. gr. in-8 de 172 pages, avec 6 figures........................... **3 fr. 50**

La Grippe, par le Dr *Galliard,* médecin des hôpitaux. 1898, 1 vol. in-16 de 96 pages avec figures, cartonné......................... **1 fr. 50**

La Grippe, par le Dr *Egger.* 1894, gr. in-8, 122 pages..... **3 fr. 50**

Le Rhumatisme articulaire aigu en bactériologie, par les Drs *Triboulet* et *Coyon.* 1900, 1 vol. in-16 de 96 pages, cart........ **1 fr. 50**

L'Immunité vaccinale, par *M. Coste.* 1900, gr. in-8, 90 p. **2 fr. 50**

Fièvre Typhoïde, par les professeurs *P. Brouardel* et *L. Thoinot.* 1905, 1 vol. gr. in-8 de 240 pages, avec 16 figures............ **4 fr.**

La Fièvre Typhoïde traitée par les Bains froids, par les Drs *Tripier* et *Bouveret.* 1886, 1 vol. in-8 de 641 pages........... **6 fr. 50**

Toxine et Antitoxine typhiques, par le Dr *V. Balthazard.* 1903, 1 vol. gr. in-8 de 240 pages avec 28 fig. et 8 pl. coloriées..... **8 fr.**

Séro-pronostic de la Fièvre Typhoïde, par le Dr *Courmont.* 1898, gr. in-8, 224 pages.......................... **5 fr.**

Le Tétanos, par les Drs *Courmont* et *Doyon.* 1899, 1 vol. in-16 de 96 p., avec 4 figures, cartonné.......................... **1 fr. 50**

Paludisme et Trypanosomiase, par le Dr *A. Laveran,* membre de l'Institut. 1905, 1 vol. gr. in-8 de 128 pages et 13 figures.. **2 fr. 50**

Nature parasitaire des Accidents de l'Impaludisme, par le Dr *A. Laveran.* 1881, in-8, 101 pages, avec 2 planches...... **3 fr. 50**

Mouches et Choléra, par les Drs *Chantemesse* et *Borel.* 1906, 1 vol. in-16 de 96 pages, cart.......................... **1 fr. 50**

Moustiques et Fièvre jaune, par les Drs *A. Chantemesse,* professeur à la Faculté de médecine de Paris, et *F. Borel.* 1905, 1 vol. in-16 de 96 pages, avec 2 cartes, cart.......................... **1 fr. 50**

La Fièvre jaune, par le Dr *Selsis.* 1880, in-8, 96 pages.... **2 fr. 50**

La Fièvre jaune, par le Dr *Faget.* Gr. in-8, avec 109 tracés... **4 fr.**

Rhumatismes et Pseudo-Rhumatismes, par les professeurs *F. Widal, J. Teissier* et *G. Roque*. 1905, 1 vol. gr. in-8 de 164 pages avec 18 figures...................................... **3 fr. 50**

Les Albuminuries curables, par *J. Teissier,* professeur à la Faculté de Lyon. 1900, 1 vol. in-16 de 96 pages, cart............. **1 fr. 50**

Albuminuries intermittentes (seconde enfance, adolescence), par le Dr *H. Gillet*. 1902, gr. in-8, 184 pages...................... **4 fr.**

L'Albuminurie orthostatique, par le Dr *Viré*. 1900, gr. in-8, 148 pages... **4 fr.**

L'Albuminurie dans le Diabète, par le Dr *Sallès*. 1893, gr. in-8, 210 pages.. **5 fr.**

Le Diabète non compliqué, et son traitement, par le Dr *Lépine,* professeur à la Faculté de Lyon. 1905, 1 vol. in-16 de 96 pages, cartonné.. **1 fr. 50**

Les Complications du Diabète, par le Dr *Lépine*. 1906, 1 vol. in-16 de 96 pages, cartonné.............................. **1 fr. 50**

Traité du Diabète, par le professeur *Frerichs*. 1885, 1 vol. gr. in-8 de 888 pages, avec 5 planches................................ **12 fr.**

La Contagion du Diabète, par le Dr *G. Hutinet*. 1905, 1 vol. in-16 de 164 pages... **2 fr.**

Les Glycosuries non diabétiques, par le Dr *Roque,* agrégé à la Faculté de Lyon. 1899, 1 vol. in-16 de 96 pages, cart..... **1 fr. 50**

La Goutte et son traitement, par le Dr *E. Apert,* médecin des hôpitaux de Paris. 1903, 1 vol. in-16 de 96 pages, avec fig., cart. **1 fr. 50**

La Goutte et les Rhumatismes, par les Drs *Réveillé-Parise* et *Carrière*. 1 vol. in-16 de 306 pages........................ **3 fr. 50**

La Goutte. Moyens de s'en préserver et de s'en guérir par l'homœopathie, par *Weber*. 1891, 1 vol. in-16 de 124 pages............ **2 fr.**

Traité de la Goutte, par *Sydenham*. 1885, in-8, 110 pages..... **2 fr.**

L'Obésité et son traitement, par le Dr *G. Leven*. 1905, 1 vol. in-16.. **2 fr.**

Des Brûlures, par les Drs *Boyer* et *Guinard*. 1895, gr. in-8, 182 pages.. **4 fr.**

Du Chloro-Brightisme. Toxicité urinaire et oxydations dans la chlorose, par le Dr *Chatin*. 1894, gr. in-8, 116 pages...... **3 fr. 50**

La Glande thyroïde et les Goitres, par le Dr *Rivière*. 1893, gr. in-8, 148 pages, avec 2 planches......................... **4 fr**

Cancer et Tuberculose, par le Dr *Claude*. 1900, 1 vol. in-16 de 96 pages, cartonné.................................. **1 fr. 50**

Le Goitre cancéreux, par le Dr *A. Carrel*. 1901, 1 vol. gr. in-8 de 303 pages, avec 6 planches.............................. **7 fr.**

Contagion du Cancer, par le Dr *Fabre*. 1892, gr. in-8, 183 p.. **4 fr.**

L'Acromégalie, par le Dr *Duchesneau* 1892, gr. in-8, 208 p... **5 fr,**

La Radiographie appliquée à l'étude des Arthropathies déformantes, par le Dr *Barjon*. 1897, gr. in-8, 268 p., 21 pl... **7 fr. 50**

L'Actinomycose pulmonaire, par le Dr *Naussac*. 1896, gr. in-8, 136 pages avec figures................................... **3 fr.**

L'Eosinophile, par le Dr *V. Audibert*. 1903, gr. in-8, 321 p.... **6 fr**

Traité élémentaire de Pathologie générale, par *H. Hallopeau*, professeur agrégé à la Faculté de médecine de Paris, et *Apert*, médecin des hôpitaux de Paris. 6e *édition*. 1904, 1 vol. in-8 de 952 pages avec 192 figures.. **12** fr.

Tableaux synoptiques de Pathologie générale, par le Dr *Coutance*. 1899, 1 vol. gr. in-8 de 200 pages, cart...................... **5** fr.

Aide-mémoire de Pathologie générale, par le professeur *P. Lefert*. 2e *édition*. 1900, 1 vol. in-18 de 300 pages, cart.............. **3** fr.

Éléments de Pathologie, par les professeurs *Rindfleisch* et *J. Schmitt*, de Nancy. 1886, 1 vol. in-8 de 395 pages.................. **6** fr.

Nouveaux éléments de Pathologie générale, par le Dr *Bouchut*. 4e *édition*. 1 vol. gr. in-8 de 980 p., avec 255 fig............. **16** fr.

Les Oxydations de l'organisme, par *E. Enriquez*, médecin des hôpitaux, et *J.-A. Sicard*. 1902, 1 v. in-16 de 85 p., cart.... **1** fr. **50**

Le Cyto-diagnostic, par le Dr *M. Labbé*, médecin des hôpitaux. 1903, 1 vol. in-16 de 96 pages, cartonné.................. **1** fr. **50**

Traité de Diagnostic médical et de Sémiologie, par le Dr *Mayet*, professeur à la Faculté de Lyon. 1898, 2 vol. gr. in-8 de 1 623 p., avec 191 fig.. **24** fr.

Atlas manuel de Diagnostic clinique, par les Drs *Jakob* et *Létienne*. 3e *édition*. 1904, 1 vol. in-16 de 396 pages, avec 68 planches coloriées et 86 fig., relié en maroquin souple...................... **15** fr.

Diagnostic des maladies simulées dans les accidents du travail et devant les conseils de revision, par le Dr *Chavigny*, répétiteur à l'École du service de santé militaire. 1906, 1 vol. in-8 de 500 p. et fig. **10** fr.

Manuel de Sémiologie médicale, par le Dr *Palasne de Champeaux*, professeur à l'École de médecine de Toulon. 1905, 1 vol. in-18 de 360 pages avec 66 figures, cartonné......................... **5** fr.

Tableaux synoptiques de Diagnostic et de Sémiologie, par le Dr *Coutance*. 1898, 1 vol. gr. in-8 de 208 pages, cart.......... **5** fr.

Tableaux synoptiques d'Exploration médicale des Organes, par le Dr *Champeaux*. 1902, 1 vol. gr. in-8 de 184 p., cart.... **5** fr.

Tableaux synoptiques de Symptomatologie, par le Dr *M. Gautier*. 1900, 1 vol. gr. in-8 de 200 pages, cart...................... **5** fr.

Aide-mémoire de Clinique médicale et de Diagnostic, par le professeur *P. Lefert*. 1895, 1 vol. in-18 de 314 pages, cart..... **3** fr.

Traité de Diagnostic et de Sémiologie, par le Dr *Bouchut*. 1883, 1 vol. gr. in-8 de 692 pages, avec 160 fig................... **12** fr.

Précis d'Auscultation, par le Dr *Coiffier*. 5e *édition*. 1902, 1 vol. in-18 de 210 pages, avec 95 fig. col., cart................... **5** fr.

Thermométrie médicale, par le Dr *P. Redard*. 1885, 1 v. in-8. **12** fr.

La Température du Corps et ses variations dans les maladies, par les professeurs *Lorain* et *Brouardel*. 1878, 2 vol. in-8........ **30** fr.

Radioscopie et Radiographie cliniques, par le Dr *Régnier*. 1899, 1 vol. in-16 de 96 pages, avec 10 fig., cart................ **1** fr. **50**

Les Rayons de Rœntgen et le Diagnostic des maladies internes, par le Dr *Béclère*. 1904, 1 vol. in-16 de 96 p., avec fig., cart. **1** fr. **50**

Précis de Radiologie médicale, par le Dr *L. Kocher*. 1905, 1 vol. in-18 de 208 pages avec 53 figures...................... **3** fr. **50**

Manuel pratique de Radiologie médicale, par le Dr *Dupont*. 1905, 1 vol. in-18 de 126 pages avec figures.................... **3** fr. **50**

Traité élémentaire de Thérapeutique, de matière médicale et de pharmacologie, par le Dr *A. Manquat*, professeur agrégé à l'Ecole du Val-de-Grâce. 5e *édition*. 1903, 2 vol. in-8 de 2315 pages. **24** fr.

Guide-Formulaire de Thérapeutique générale et spéciale, par le Dr *Herzen*. 4e *édition*. 1907, 1 vol. in-18 de 811 p. sur papier extra-mince, relié.. **9** fr.

Nouveau Formulaire Magistral de Thérapeutique clinique et de Pharmacologie, par le Dr *Martin*. 1906, 1 vol. in-16 de 1000 pages, cartonné... **9** fr.

Mémorial thérapeutique, par *C. Daniel*. 1902, 1 vol. in-12, format portefeuille de 240 p. sur papier indien, couv. papier toile.. **2** fr. **50**
Relié maroquin souple................................... **3** fr. **50**

L'Art de Formuler. Indications, mode d'emploi et posologie des médicaments usuels, par le Dr *Breuil*, lauréat de l'Académie de médecine. 1903, 1 vol. in-18 de 344 pages en tableaux synoptiques, format portefeuille avec répertoire, cartonné...................... **4** fr.
Le même sur papier indien extra-mince, cartonné............ **4** fr.

Aide-mémoire de Thérapeutique, par le professeur *Paul Lefert*. 1896, 1 vol. in-18 de 318 pages, cartonné............ **3** fr.

Tableaux synoptiques de Thérapeutique, par le Dr *Durand*. 1899, 1 vol. gr. in-8 de 224 pages, cartonné.................. **5** fr.

Nouveaux Eléments de Matière médicale et de Thérapeutique, par les professeurs *Nothnagel* et *Rossbach*. Introduction par *Ch. Bouchard*, professeur à la Faculté de médecine de Paris, membre de l'Institut. 2e *édition*. 1899, 1 vol. gr. in-8 de 920 pages.... **16** fr.

Commentaires Thérapeutiques du Codex medicamentarius, par les Drs *Gubler* et *Labbée*. 5e *édition*. 1896, 1 vol. gr. in-8 de 1041 pages... **18** fr.

Cours de Thérapeutique, par le Pr. *Gubler*. 1880, 1 vol. in-8. **9** fr.

Principes de Thérapeutique générale, par le professeur *Fonssagrives*. 2e *édition*. 1884, 1 vol. in-8 de 590 pages........ **9** fr.

Études de Thérapeutique générale et spéciale, par le professeur *Luton*. 1882, 1 vol. in-8 de 472 pages. .... **6** fr.

Formulaire Officinal et Magistral international, comprenant environ 4000 formules tirées des Pharmacopées légales de la France et de l'étranger, suivi d'un mémorial thérapeutique. 4e *édition*, par le professeur *J. Jeannel*. 1887, 1 vol. in-18 de 1044 p., cart.... **3** fr.

Formulaire de l'Union médicale. Douze cents formules favorites des médecins français et étrangers, par le Dr *Gallois*. 4e *édition*. 1888, 1 vol. in-32 de 662 pages, cart................... **3** fr.

Formulaire du Médecin de campagne, par le Dr *Gautier*. 1899, 1 vol. in-18 de 288 pages, cartonné........................ **3** fr.

Les Médicaments oubliés. La Thériaque, par *J. Bernhard*. 1893, 1 vol. in-16 de 150 pages............................... **2** fr.

La Transfusion du Sang, par le Dr *Oré*, 1870, in-8. 704 p. **12** fr.

Les Accidents de la Médication arsenicale, par le Dr *Dupoux*. 1900, gr. in-8, 152 pages avec 2 planches................... **4** fr.

Le Chloral et la Médication intraveineuse, par le Dr *Oré*. 1877, 1 vol. gr. in-8 de 383 pages............................ **9** fr.

Formulaire des Médicaments nouveaux, par *H. Bocquillon-Limousin*. Préface par le Dr *Huchard*. 18e *édition*. 1906, 1 vol. in-18 de 300 pages, cartonné .... **3 fr.**

Formulaire des Médications nouvelles, par le Dr *Henri Gillet*, ancien interne des hôpitaux. 2e *édition*. 1904, 1 vol, in-18 de 264 p., avec fig., cartonné .... **3 fr.**

Les Médicaments nouveaux, par le Dr *E. Labbée*. 1896, gr. in-8, 80 pages .... **2 fr.**

La Médication surrénale, par les Drs *Oppenheim* et *Lœper*. 1903, 1 vol. in 16 de 80 pages, cartonné .... **1 fr. 50**

Les Médications préventives. Sérothérapie et Bactériothérapie, par le Dr *L. Nattan-Larrier*. Préface par le Dr *Netter*. 1905, 1 vol. in-16 de 96 pages, cart .... **1 fr. 50**

Les Médications reconstituantes. La médication phosphorée, glycérophosphates, lécithines, nucléines, par *H. Labbé*. 1903, 1 vol. in-16 de 96 p. cart .... **1 fr. 50**

La Pratique de la Sérothérapie, par le Dr *Gillet*. 1895, 1 vol. in-18 de 350 pages, avec figures, cartonné .... **4 fr.**

La Méthode de Brown-Séquard et les médications par extraits d'organes, par le D^r *Ch. Eloy*. 1893, 1 vol. in-16 de 282 p.. **3 fr. 50**

Les Médications thyroïdiennes, par le Dr *G. Gauthier*. Préface de *M. François-Franck*. 1902, 1 vol. gr. in-8 de 227 pages ..... **5 fr.**

Formulaire des Alcaloïdes, par *H. Bocquillon-Limousin*. Préface par le Pr *Hayem*. 2e *édition*. 1899, 1 vol. in-18 de 312 p., cart. **3 fr.**

Formulaire Hypodermique et Opothérapique, par *Boisson* et *Mousnier*. 1899, 1 vol. in-18 de 261 pages, avec figures, cart. **3 fr.**

Formulaire des Spécialités pharmaceutiques, composition, indications thérapeutiques, mode d'emploi et dosage, par les Drs *Gautier* et *Renault*. 1900, 1 vol. in-18 de 372 p., cart ...... **3 fr.**

La Lécithine. Son emploi thérapeutique chez les vieillards, par le Dr *Ariès*. 1902, gr. in-8, 57 pages .... **2 fr.**

Étude clinique sur la Tuberculine de Koch, par le Dr *Bounhiol*. 1899, gr. in-8, 84 pages .... **2 fr. 50**

Le Remède de Koch, par le Dr *Middendorp*. 1891, gr. in-8.... **2 fr.**

Les Régénérations d'organes, par *P. Carnot*, médecin des hôpitaux. 1899, 1 vol. in-16, 96 pages, 14 fig., cartonné .... **1 fr. 50**

Radiothérapie et Photothérapie, par le Dr *L.-R. Régnier*, chef du laboratoire d'électrothérapie à l'hôpital de la Charité. 1902, 1 vol. in-16 de 92 pages, avec 10 figures, cart .... **1 fr. 50**

La Mécanothérapie, par le Dr *Régnier*. 1900, 1 vol. in-16 de 192 pages, avec figures, cartonné .... **1 fr. 50**

La Thérapeutique par les Agents physiques, par le Dr *Guimbail*. 1900, 1 vol. gr. in-8 de 500 pages.................... **10** fr.

La Santé par le Grand air, par le Dr *Bonnard*. 1906, 1 vol. in-16, avec figures... **3** fr. **50**

Formulaire des Eaux minérales et de Balnéothérapie, par le Dr *E. De La Harpe*. 2e édition. 1896, 1 vol. in-18, cart.......... **3** fr.

Formulaire d'Hydrothérapie, par le Dr *O. Martin*. 1900, 1 vol. in-18 de 252 pages, avec figures, cartonné........................ **3** fr.

La Pratique de l'Hydrothérapie, par le Dr *E. Duval*. Préface par le prof. *Peter*. 1891, 1 vol. in-16 de 360 p., cart.............. **5** fr.

De la Balnéothérapie, par le Dr *Lallour*. 1876, in-8, 48 p. **1** fr. **50**

La Santé, la Propreté et les Bains-Douches, par le Dr *Carrière*. 1900, in-8, 146 pages avec 22 figures........................ **3** fr.

Formulaire du Massage, par le Dr *Norstrom*. 1895, 1 vol. in-18 de 268 pages avec figures, cartonné............................ **3** fr.

Le Massage thérapeutique de l'Abdomen, par le Dr *Salignat*. 1905, 1 vol. in-18 de 278 pages, avec 21 figures.......... **3** fr. **50**

Formulaire des Stations d'hiver et de Climatothérapie, par le D^r *De la Harpe*. 1895, 1 vol. in-18 de 300 pages, cartonné...... **3** fr.

Traité de Climatologie médicale, comprenant la météorologie médicale et l'étude des influences du climat sur la santé, par le Dr *Lombard*. 1877-1879, 4 vol. in-8...................... **40** fr.

Atlas de la Distribution géographique des Maladies dans ses rapports avec les climats, par le Dr *Lombard*. 1880, 1 vol. in-4 de 25 cartes en couleurs, cartonné...................... **12** fr.

Traité de Géographie et de Statistiques médicales, par le Dr *Boudin*. 1857, 2 vol. gr. in-8.......................... **20** fr.

Le Climat de l'Italie et des Stations du Midi de l'Europe, par le Dr *Carrière*. 2e édition. 1876, 1 vol. in-8 de 640 pages...... **9** fr.

Précis d'Electrothérapie, d'électrophysiologie et d'électrodiagnostic, par le Dr *Bordier*. Préface par le professeur *D'Arsonval*. 2e édition. 1902, 1 vol. in-18 de 516 pages, avec 162 figures, cart......... **8** fr.

Formulaire électrothérapique du Praticien, par le Dr *Régnier*. 1899, 1 vol. in-18 de 255 pages, avec 34 figures, cart.......... **3** fr.

Manuel d'Electrothérapie, par le Dr *Tripier*. 1861, 1 vol. in-18 de 624 pages, avec 89 figures.......................... **6** fr.

Valeur thérapeutique des Courants continus, par le Dr *J. Teissier*. 1878, in-8, 170 pages, avec figures.................... **3** fr. **50**

L'Electricité appliquée à la Thérapeutique chirurgicale, par le Dr *Abeille*. 1870, gr. in-8, 110 pages...................... **3** fr.

De la Sensibilité électrique de la Peau, par le Dr *Bordier*. 1896, gr. in-8, 80 pages, avec 20 figures...................... **5** fr.

Dictionnaire de Médecine domestique, comprenant la médecine usuelle, l'hygiène journalière, la pharmacie domestique, par le Dʳ *Paul Bonami*. 1896, 1 vol. gr. in-8 de 950 pages à deux colonnes, avec 702 figures. Broché, **16 fr.** — Cartonné.............. **18 fr**

Nouvelle Médecine des familles, à la ville et à la campagne. Remèdes sous la main, premiers soins avant l'arrivée du médecin, art de soigner les malades, par le Dʳ *A. de Saint-Vincent*. 14ᵉ *édition*, 1905, 1 vol. in-18 de 462 pages, avec 129 figures, cartonné.... **4 fr.**

Médecine domestique. Accidents et premiers secours. Pharmacie domestique, par *H. George*. 1905, 1 vol. in-16 de 338 p., avec 43 fig.. cart.. **4 fr.**

Manuel des Infirmières, par le Dʳ *Vincent*. 1901, 3 vol. in-16, avec 534 figures, cartonné................................. **18 fr.**

Les Infirmières en Angleterre et en France, par le Dʳ *Blatin*. 1905, 1 vol. in-16 de 276 pages................... **3 fr. 50**

Premiers secours en cas d'Accidents et d'Indispositions subites, par *Ferrand* et *Delpech*. 5ᵉ *édition*. 1904, 1 vol. in-16 de 356 pages, avec 113 figures, cartonné................. **4 fr.**

Premiers secours aux Malades et aux Blessés, par *Osborn*. 1894, 1 vol. in-16 de 160 pages avec fig................... **2 fr.**

Guide de la garde-malade, par *Monteuuis*. 1891, 1 vol. in-16 de 176 p., avec fig.. **2 fr.**

Hygiène des Gens du monde, par *Donné*. 1 vol. in-16... **3 fr. 50**

Physiologie et Hygiène des écoles et des familles, par le Dʳ *Dalton*. 1888, 1 vol. in-16 de 354 pages, avec 68 fig., cart... **4 fr.**

Hygiène des Familles, par *Corlveaud*. 1890, 1 vol. in-16.. **3 fr. 50**

Hygiène de la jeune Mère et du Nouveau-né, par le Dʳ *Binet*. 1894, 1 vol. in-16 de 144 pages........................ **2 fr.**

Conseils aux Mères sur la manière d'élever les enfants nouveau-nés, par le Dʳ *Donné*. 9ᵉ *édition*. 1905, 1 vol. in-16, cart.......... **4 fr.**

La Médecine maternelle, par le Dʳ *Binet*. 1897, 1 vol. in-16. **2 fr.**

Hygiène de la Toilette, par le Dʳ *Degoix*. 1891, 1 vol. in-16.. **2 fr.**

Hygiène de la Table, par le Dʳ *Degoix*. 1892, 1 vol. in-16..... **2 fr.**

Maladies et Médicaments à la mode, par le Dʳ *Degoix*. 1890, 1 vol. in-16 de 214 pages...................................... **2 fr.**

Manuel du Pédicure, par *Galopeau*. 1878, 1 vol. in-32........ **2 fr.**

Les Préjugés en médecine et en hygiène, par le Dʳ *Brémond*. 1892, 1 vol. in-16 de 160 pages........................ **2 fr.**

L'Art de prolonger la vie, par *Hufeland*. 1895, 1 vol. in-18 de 400 pages... **3 fr. 50**

L'Art d'éviter les Maladies contagieuses, par le Dʳ *Trétrop*. 1905, 1 vol. in-18 de 236 pages........................ **3 fr.**

Entretiens d'un vieux médecin sur l'hygiène, par le Dʳ *Yoaren*. 1882, 1 vol. in-18 jésus de 671 pages.................... **5 fr.**

La Santé par le Grand air, par le Dr *Bonnard*. 1906, 1 vol. in-16 de 272 pages avec 19 planches et figures...................... **3 fr. 50**

L'Hygiène à l'Ecole, par le Dr *Collineau*. 1889, 1 vol. in-16 de 314 pages, avec 50 figures..................................... **2 fr.**

Hygiène des Lycées, par *Trouillet*. 1892, gr. in-8......... **3 fr. 50**

Le Surmenage intellectuel et les exercices physiques, par le Dr *Riant*. 1889, 1 vol. in-16 de 312 pages...................... **3 fr. 50**

Hygiène du Cabinet de travail, par le Dr *Riant*. 1883, 1 vol. in-16 de 182 pages... **2 fr. 50**

Hygiène des Orateurs, par le Dr *Riant*. 1888, 1 vol. in-16 de 276 pages... **3 fr. 50**

Hygiène de l'Esprit, par *Réveillé-Parise* et *Carrière*. 1881, 1 vol. in-16 de 435 pages.. **3 fr. 50**

Hygiène de l'Ame, par *E. de Feuchtersleben*. Introduction par le Dr *Huchard*. 1904, 1 vol. in-18 de VIII-351 pages............ **3 fr. 50**

Les Exercices du Corps, le développement de la force et de l'adrese, par *Couvreur*. 1889, 1 vol. in-16 de 351 pages, cart............ **4 fr.**

La Gymnastique et les Exercices physiques, par le Dr *Leblond*. 1888, 1 vol. in-18 jésus de 492 pages, avec 80 figures, cart.... **4 fr.**

La Gymnastique à la Maison, à la chambre et au jardin, par *Angerstein* et *Eckler*. 1891, 1 vol. in-16, 160 pages, 55 fig....... **2 fr,**

La Gymnastique des Demoiselles, par *Angerstein* et *Eckler*. 1892. 1 vol. in-16 de 160 pages, avec 50 figures..................... **2 fr.**

La Gymnastique, par le Dr *Collineau*. 1884, 1 vol. in-8 de... **10 fr.**

Comment devenir fort, par *J. de Lerne*. 2e *édition*, 1904, 1 vol. in-18 de 276 pages.. **3 fr. 50**

Du Perfectionnement de l'Homme, par *J. de Lerne*, 1903, 1 vol. in-18 de 312 pages... **3 fr. 50**

Hygiène alimentaire, par les Drs *Rouget* et *Dopter*. 1906, 1 vol. in-8 de 320 pages... **6 fr.**

Formulaire des Régimes alimentaires, par le Dr *H. Gillet*, ancien interne des hôpitaux. 1897, 1 vol. in-18 de 316 p., cart........ **3 fr.**

Principes de diététique moderne, par le Dr *H. Labbé*. 1904, 1 vol. in-18 de 334 pages....................................... **3 fr. 50**

Hygiène alimentaire des malades et des valétudinaires, par le Dr *Fonssagrives*. 3e *édition*, 1881, 1 vol. in-8 de 670 pages..... **9 fr.**

Traité de l'Alimentation, par le Dr *Cyr*. 1881, 1 vol. in-8.... **8 fr.**

Hygiène de la table, par le Dr *Degoix*, 1 vol. in-16 de 160 p... **2 fr.**

Le Végétarisme et le Régime végétarien, par le Dr *Contet*. 1902. 1 vol. in-18 de 160 pages...................................... **2 fr.**

Examen du végétarisme, par *J. Lefèvre*. 1904, gr. in-8... **2 fr. 50**

La Table du Végétarien, par *Schulz*. 1903, 1 vol. in-8.... **3 fr. 50**

Le Régime de Pythagore. De la Sobriété. Conseils pour vivre longtemps, par *Cornaro*. 1889, 1 vol. in-18 de 243 pages.... **3 fr. 50**

Le Cuivre et le Plomb, au point de vue de l'hygiène, par le prof. *A. Gautier*, membre de l'Institut. 1890, 1 vol. in-16 de 310 p. **3 fr. 50**

Les Aliments d'Epargne, par le Dr *Marvaud*. 1874, in-8..... **6 fr.**

Le Lait et le Régime lacté, par le Dr *Malapert du Peux*. 1890, 1 vol. in-16 de 160 pages .... **2 fr.**

Les Boissons hygiéniques, par *Zaborowski*. 1889, 1 vol. in-16. **2 fr.**

Les Substances alimentaires étudiées au microscope, par le Pr *Macé*. 1891, 1 vol. in-8 de 500 pages, avec 402 figures et 24 planches coloriées...... **14 fr.**

Précis d'Analyse microscopique des Denrées alimentaires, par *V. Bonnet*. 1890, 1 vol. in-18, avec 168 fig. et 20 pl., cart.. **6 fr.**

Le Pain et la Panification, par *L. Boutroux*, doyen de la Faculté des sciences de Besançon. 1897, 1 vol. in-16 de 357 p., avec figures, cartonné...... **5 fr.**

Le Pain et la Viande, par *J. de Brévans*, chimiste au Laboratoire municipal. 1893, 1 vol. in-16 de 368 pages, avec 86 fig., cart.. **4 fr.**

Les Légumes et les Fruits, par *J. de Brévans*. 1893, 1 vol. in-16 de 324 pages, avec 132 figures, cartonné...... **4 fr.**

Les Conserves alimentaires, par *J. de Brévans*. 1896, 1 vol. in-16 de 396 pages, avec 72 figures, cartonné...... **4 fr.**

Tableaux synoptiques pour l'analyse des Conserves alimentaires, par le Dr *C. Manget*. 1902, 1 vol. in-16, cart...... **1 fr. 50**

L'essai des Farines, par *Cauvet*. 1888, in-16, 100 p., 74 fig... **2 fr.**

Tableaux synoptiques pour l'analyse des Farines, par *Marion* et *Manget*. 1901, 1 vol. in-16 de 72 p., avec 16 fig., cart.... **1 fr. 50**

Le Thé, par *Biétrix*. 1892, 1 vol. in-16 de 160 pages...... **2 fr.**

Tableaux synoptiques pour l'Inspection des Viandes, par le Dr *C. Manget*. 1903, 1 vol. in-16 de 88 p., avec 17 fig., cart. **1 fr. 50**

Tableaux synoptiques pour l'Analyse du Lait, du beurre et du fromage, par *Goupil*. 1900, 1 vol. in-16 de 64 pages, avec figures, cartonné...... **1 fr. 50**

La Margarine et le Beurre artificiel, par *Ch. Girard* et *de Brévans*. 1889, 1 vol. in-16 de 172 pages...... **2 fr.**

Chimie hydrologique, par *J. Lefort*, 2e *édit.* 1875, 1 vol. in-8. **12 fr.**

Les Eaux d'alimentation, épuration, filtration, stérilisation, par *Guinochet*. 1898, 1 vol. in-16 de 370 p. avec 52 fig., cart..... **5 fr.**

L'Eau potable, par *Coreil*, directeur du Laboratoire municipal de Toulon. 1896, 1 vol. in-16 de 359 pages, avec 136 fig., cart.... **5 fr.**

Les Eaux potables, par *Prothière*. 1891, in-8, 110 pages..... **3 fr.**

Tableaux synoptiques pour l'Analyse de l'Eau, par *Goupil*. 1900, 2 vol. in-16, de 70 p., avec 10 fig., cart. chaque...... **1 fr. 50**

Tableaux synoptiques pour l'Analyse des Vins, vinaigre, bière, cidre, par *Goupil*. 1900, 1 v. in-16, de 80 p., 10 fig., cart... **1 fr. 50**

Sophistication et Analyse des vins, par *A. Gautier*. 2e *édition.* 1891, 1 vol. in-18 jésus de 356 pages, avec 4 pl. col., cart..... **6 fr.**

Les Vins sophistiqués, par *Bastide*. 1889, 1 vol. in-16...... **2 fr.**

La Coloration des Vins par les couleurs de la houille, par *P. Cazeneuve*. 1886, 1 vol. in-16 de 316 pages...... **3 fr. 50**

La Coloration artificielle des Vins, par *Monavon*. 1890, 1 vol. in-16 de 160 pages...... **2 fr.**

La Chimie des Vins, par *A. de Saporta*. 1889, 1 vol. in-18.... **2 fr.**

Les Liqueurs. Composition, par Ch. Girard. 1901, in-8, 15 p... **1 fr.**

Nouveaux éléments de Pharmacie, par *Andouard*, professeur à l'Ecole de médecine de Nantes. 6e *édition*. 1905, 1 vol. gr. in-8 de 1168 pages, avec 225 figures, cartonné...................... **24 fr.**

Aide-mémoire de Pharmacie, vade-mecum du pharmacien à l'officine et au laboratoire, par *E. Ferrand*. 5e *édition*. 1891, 1 vol. in-18 jésus de 852 pages, 168 figures, cartonné.................... **8 fr.**

Memento Pharmaceutique. Médicaments usuels, analyses bactériologiques et chimiques, empoisonnements, renseignements pratiques, par *A Cartaz*. 1905, 1 vol. in-18 de 288 pages, cart..... **3 fr.**

Manuel de l'Etudiant en Pharmacie, par *Ludovic Jammes*, pharmacien de 1re classe. 1892-1893, 10 volumes in-18 de 300 pages, illustrés de figures, cartonnés................. **30 fr.**

Aide-mémoire d'Analyse chimique et de Toxicologie. 2e *édition*, 1905. 1 vol. in-18, cart.. **3 fr.**
Aide-mémoire de Botanique. 1 vol. in-18, cart.......................... **3 fr.**
Aide-mémoire de Chimie, 1 vol. in-18, cart............................. **3 fr.**
Aide-mémoire d'Essais et de Dosages. 1 vol. in-18, cart................ **3 fr.**
Aide-mémoire d'Hydrologie et de Minéralogie, 1 vol. in-18, cart........ **3 fr.**
Aide-mémoire de Matière médicale. 1 vol. in-18, cart.................. **3 fr.**
Aide-mémoire de Micrographie et de Zoologie. 1 vol. in-18, cart....... **3 fr.**
Aide-mémoire de Pharmacie chimique. 1 vol. in-18, cart............... **3 fr.**
Aide-mémoire de Pharmacie galénique. 1 vol. in-18, cart .... **3 fr.**
Aide-mémoire de Physique. 1 vol. in-18, cart......................... **3 fr.**

Aide-mémoire de l'Examen de validation de stage, par *Léon Felz*. 2e *édition*. 1902, 1 vol in-18 de 302 pages, cart.......... **3 fr.**

Hygiène du Pharmacien, par *A. Pannetier*. 1896, in-8... **3 fr. 50**

Pharmacopée homœopathique, par *Ecalle. Delpech* et *Peuvrier*. 1897, 1 vol. in-8 de 350 pages....................... **6 fr.**

Précis de Physique médicale, par le Dr *André Broca*. 1907, 1 vol. in-8, 650 pages et 350 fig. cart....................... **12 fr.**

Traité élémentaire de Physique biologique, par *A. Imbert*, professeur de physique médicale à la Faculté de Montpellier. 1895, 1 vol. in-8 de 1084 pages, avec 400 figures.................... **16 fr.**

Aide-mémoire de Physique médicale, par le professeur *Paul Lefert*. 1894, 1 vol. in-18 de 278 pages, cartonné............. **3 fr.**

Traité élémentaire de Physique, par *Imbert* et *Bertin-Sans*. 1897, 2 vol. in-8 de 1124 pages, avec 464 figures et 6 pl. col....... **16 fr.**

Manipulations de Physique, par *Leduc*, maître de conférences à la Faculté des sciences de Paris. 1895, 1 vol. in-8 de 334 pages, avec 44 figures..................................... **6 fr.**

Dictionnaire d'Electricité, par *J. Lefèvre*. Introduction par *E. Bouty*, professeur à la Faculté des sciences de Paris. 2e *édition*. 1895, 1 vol. gr. in-8 de 1160 pages, avec 1285 figures.................. **25 fr.**

La Lumière et les Couleurs, au point de vue physiologique, par *A. Charpentier*. 1888, 1 vol. in-16 de 352 pages............. **3 fr. 50**

Les Rayons N et les Rayons N', par *H. Bordier*, professeur agrégé à la Faculté de médecine de Lyon. 1905, 1 vol. in-16 de 95 pages, avec 16 figures, cartonné.....................................**1 fr. 50**

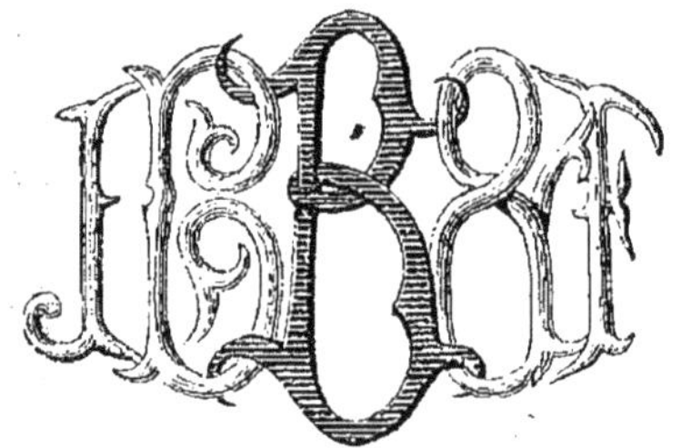